SEIS SEMANAS PARA UAU

AVISO

Todos os esforços foram feitos para garantir que as informações contidas neste livro são corretas. Seguir uma dieta nem sempre é a decisão certa para cada pessoa, e, de qualquer modo, deve ser feita somente por aqueles que não possuem problemas de saúde. Em caso de dúvida, consulte um médico. Nem a editora nem o autor assumem nenhuma responsabilidade legal por qualquer dano físico ou outro tipo de dano a partir do uso ou do uso incorreto das informações e conselhos contidos neste livro.

SEIS SEMANAS PARA UAU

VENICE A. FULTON

Tradução
Dafne Melo

Planeta

Título original: *Six Weeks to* OMG

Preparação: Olga Sérvulo
Revisão: Cátia de Almeida
Diagramação: Desígnios Editoriais
Capa: adaptada do projeto gráfico original

CIP-BRASIL. CATALOGAÇÃO-NA-FONTE
SINDICATO NACIONAL DOS EDITORES DE LIVROS, RJ

F975s

Fulton, Venice A.
Seis semanas para... UAU / Venice Fulton ; [tradução Dafne Melo]. - São Paulo : Planeta, 2013.
288 p.

Tradução de: Six Weeks to... OMG.
ISBN 978-85-422-0046-1

1. Hábitos alimentares 2. Emagrecimento
3. Dietas de emagrecimento. I. Título.

12-8933 CDD: 613.712
CDU: 613.7-055.2

2013
Todos os direitos desta edição reservados à
Editora Planeta do Brasil Ltda.
Avenida Francisco Matarazzo, 1500 - 3º andar - conj. 32B
Edifício New York - 05001-100 - São Paulo-SP
www.editoraplaneta.com.br
atendimento@editoraplaneta.com.br

Para Bella,
que é tudo o que há de bonito na vida, de uma só vez.
Você, e mais ninguém, faz-me sentir que tudo é possível.
Te amo demais.

Sumário

E o Oscar vai para... você!

Querida leitora, esta seção do livro normalmente se chama "Agradecimentos". Uma palavra tão grande. Por que se importar com isso se quase ninguém lê esta parte? Mas, desta vez, eu espero que abra uma exceção, pois quero agradecer a *você*.

Sem você, este livro não existiria. Isso realmente já está parecendo um discurso do Oscar! Mas é verdade; sem pessoas que queiram melhorar algo, nosso planeta ficaria na mesma. Tentar melhorar é o que faz com que a raça humana perdure.

E talvez aquilo que mais tenhamos que melhorar seja nós mesmos. É necessário coragem para admitir que as coisas não estão perfeitas e é necessário mais que coragem para fazer algo a respeito. A maioria das pessoas fala muito e faz pouco. Você já é mais corajosa e esperta que elas.

Existem pessoas más que percebem os seus sonhos de querer seguir por um caminho melhor e tiram vantagens disso. Já vi isso ocorrer algumas vezes e, como você, eu decidi fazer melhor. Escrevi este livro. E agora vou fazer com que você escute o primeiro "UAU!".

Venice A. Fulton
Londres, Inglaterra
1º de janeiro de 2012

Deixe a besteirada de lado

A comunidade médica acredita que você não deveria ler este livro. Seus pais também devem pensar o mesmo. Talvez até mesmo seus amigos achem que você não deveria ler este livro. E você ainda o está lendo?

Parabéns! A vida é sua. Só você sabe o que é estar na sua pele. Só você acorda com seus pensamentos e apenas você vai dormir com eles. *Deveria* e *não deveria* são expressões inúteis. Só o fato de lê-las pode fazer com que se sinta sob pressão. Jogue-as no lixo!

Conhecimento é ouro

Antes de fazer sucesso, este livro causou certa polêmica. Com as palavras *UAU* e *mais magra* escritas na capa, isso era mais do que esperado. O que eu não esperava era a crítica daqueles que não o leram. É como criticar o parceiro de um encontro às escuras antes que ele apareça! Cientistas não devem fazer isso (metaforicamente falando, já que cientistas não têm esse tipo de encontros), mas às vezes até eles escorregam. Nós vivemos em um mudo cheio de informações e, para nos precavermos de uma sobrecarga, frequentemente rejeitamos muitas delas sem nem pensar.

Quando o assunto é sua saúde, eu recomendo que você não critique nada sem uma boa razão. Há uma chance de que, por trás dos risos e comentários jocosos, exista um conhecimento respeitável pronto para ajudá-la. Eu não inventei esse conhecimento, nem mesmo o descobri. Eu simplesmente não o rejeitei. Seja aberta, seja aberta, seja aberta.

A única maneira de *verdadeiramente* calar a boca dos críticos é mostrar a eles o que você quer dizer. Se você vivenciar este livro por seis semanas, estará fazendo isso. E, se você mudar tanto quanto eu sei que pode, eles ficarão surpresos a ponto de lhe dar os parabéns por sua transformação usando aquelas três letras: U-A-U!

Muitas pessoas da indústria se preocuparam quando descobriram que eu estava escrevendo este livro. Por quê? Porque sabiam que eu ia deixar de lado toda aquela besteirada. E sabiam que, se eu fizesse isso, as pessoas parariam de comprar suas próximas dietas, seus exercícios "mágicos" ou produtos alimentícios.

Eu acredito que, se *mandarem* você fazer algo, você o fará por um tempo e isso funcionará também por algum tempo. E esse é o problema. Depois que as ordens já não forem mais dadas, você vai se rebelar e voltar lentamente àquilo com que estava acostumada antes.

Também sei que, quando você *entende* como as coisas funcionam, não desiste delas. Na verdade, quando você realmente entender tudo, vai perceber que não será necessário aderir ao novo. Você simplesmente vai parar de se guiar por crenças e hábitos ruins e antigos, e descobrirá novos mecanismos. **Sucesso permanente!**

Por que você está lendo isso?

Muitos, inclusive seus pais, vão dizer que você não precisa de nenhuma mudança. Eles provavelmente dirão que "você está bem como está", que "isso não é saudável", ou repetirão o clássico "você é uma fofura!". Como assim? VOCÊ NÃO É BICHO DE PELÚCIA para ser fofinha.

E será que eles estão certos quanto às outras coisas? Não. Somente *você* pode decidir se está bem. Ninguém mais. Mesmo com distúrbios alimentares, os pacientes só se livram de maus hábitos quando mudam a maneira de *se* olhar. Desenvolva o mais rápido possível a habilidade de se ver de forma precisa.

Este livro fará mal para sua saúde? Não. Posso até ouvir os médicos reclamando disso! Se você é jovem, eles acreditam que deve deixar a mãe natureza tomar conta das coisas. E se mamãe "sabe tudo", certamente pode se encarregar disso sozinha, e tudo vai ficar bem.

Isso mesmo! Nós podemos pedir pizza à noite e viajar milhares de quilômetros sem nem sequer mexer um músculo. Vivemos em um mundo cheio de luxos modernos. A mãe natureza deixou a cidade há anos e não voltará!

Os médicos sabem muito bem que, segundo as pesquisas, a maioria das doenças que surgem na vida adulta está relacionada ao sobrepeso e começa quando você é jovem. Os médicos também sabem que, se permanecer magra quando jovem, é mais improvável que venha a ser uma adulta gorda.

Apesar de saber disso, a comunidade médica é sempre muito sensível. Acha que o melhor é se manter em uma *zona de conforto*. Mas é perigoso ficar na zona de conforto! É muito mais lógico você começar a se interessar a sério por si mesma agora, aprendendo sobre o que funciona nos dias de hoje.

Este livro também vai estimular sua saúde mental, ajudando você a ter uma boa aparência e a se sentir no controle. Ter confiança é crucial, e conseguir isso hoje é tão difícil como em qualquer outra época da história humana. Você merece viver com confiança **agora**.

E a mídia? Ela é bastante exigente com você, e enche televisores e páginas com pessoas lindas que durante todo o ano estão maravilhosas. Não é nenhuma surpresa; a beleza vende revistas, programas de TV e filmes.

O que é, sim, uma surpresa é quando essas mesmas revistas e programas a criticam por querer ser igual ao que mostram. Aí temos um conflito. Mas a mídia também é um negócio e está o tempo todo vendendo produtos; portanto, quando o assunto for opiniões fugazes e artigos ruins, esqueça!

Agora, vamos ao mais difícil: amigos. Talvez, secretamente, você esteja competindo com alguns deles. Ei, talvez alguns deles estejam secretamente competindo com você! Quero que você perceba uma coisa sobre amigos. Também vale para as pessoas com as quais você trabalha.

Eles têm *medo*. Não ciúmes. Medo. Seguir na prática este livro pode deixá-la explodindo de felicidade, e eles não querem ficar para trás. Claro que poderiam fazer o mesmo, mas nós, seres humanos, cremos que somente uma pessoa pode ser feliz por vez!

Por causa desse medo, não espere que eles a ajudem. Alguns podem até mesmo desencorajá-la. Mas não estou dizendo que você deva ignorar por completo seus amigos. Nós precisamos de amigos. Quer dizer, para quem mais vamos mostrar nosso sucesso?

Concentre-se em você

Sim, é isso mesmo! E por que não? Se há algo que gostaria que você levasse consigo depois de ler este livro é um recém-descoberto respeito por si mesma. Espere um pouco e não pule páginas só porque já escutou essa frase. **Respeite a si mesma**. De verdade. Não estou falando do clichê "se você não se respeitar, quem irá?". Isso não é relevante! Você precisa se respeitar de forma completa e sempre tomar as decisões mais objetivas.

A palavra "destino" soa mística e romântica, mas não é nada mais do que uma porção de escolhas feitas uma após a outra. Num mundo ideal, você toma apenas decisões brilhantes. Claro que, às vezes, o mundo não é ideal. O melhor da história é que algumas pequenas decisões ruins podem mostrar-se corretas. Como? Feche os olhos (não recomendo se estiver caminhando ou dirigindo), respire normalmente. Seja honesta, e espere que seu coração fale. Ele está sempre certo, sempre.

Quando você perder a fé neste livro e sentir vontade de rasgá-lo, pare. Vá à estante e rasgue *outros* livros de dieta. Falando sério, espere um pouco e pergunte a si mesma se tem sido honesta em suas ações. Se a resposta for sim, então rasgue este livro também e siga em frente.

A mensagem para levar consigo é esta: **seja implacável em sua busca da felicidade**. Sua qualidade de vida tem tudo a ver com os sentimentos mais comuns ao longo dos minutos, horas, dias, semanas, meses, anos e décadas de vida.

Ninguém se preocupa mais com você do que você mesma. Ninguém vive em sua mente ou em seu corpo, só você. A pessoa no espelho é você. Tudo termina em você. E, quando as reações tipo "uau!" começarem a aparecer em seu caminho, só você poderá dizer: "**Eu** consegui isso".

Como emagrecer

Para tirar o melhor proveito deste livro – e isso significa obter o melhor de você –, é bom lê-lo em um momento em que possa se concentrar totalmente. Você impulsionará seu sucesso quando realmente souber *como* funciona a coisa, e não apenas fazendo o que eu digo.

Tire alguns dias para lê-lo. Se ele não der logo o "clique", encontre uma cadeira diferente, uma cama, um pufe, e leia-o novamente! Quero que você se torne uma especialista. Os especialistas não leem apenas um resumo de alguma dieta feita. Os especialistas *entendem*.

Cada técnica é descrita para que você possa experimentá-la e ver o efeito que tem (e ver se pode lidar com isso!). Mas já posso dizer que, quando aplicar todas as técnicas ao mesmo tempo, seu progresso será muito mais rápido.

Isso acontece porque, apesar de seu corpo parecer um objeto único, ele é feito de uma quantidade ridiculamente enorme de partes. O catálogo de peças de reposição para um corpo humano encheria uma biblioteca inteira! Quando todas as peças se comunicam umas com as outras, aí é que a coisa flui.

No final de cada capítulo, vou repetir seis dicas para ajudá-la a pôr em prática o que acabou de ser dito (mais uma dica simples de aconselhamento). Pode ser que eu seja repetitivo (é proposital). Não confie apenas nesses resumos!

E só mais uma coisa: eu estou supondo que você não sofre de nenhum problema de saúde nem necessita de medicação antes de começar. Estar acima do peso não é saudável, mas, para alguns, qualquer mudança na rotina pode ser prejudicial também. Esteja atenta.

Se você está preocupada, peça a seu médico ou profissional de saúde para ler isto. Não deixe que eles façam um julgamento apressado depois de apenas passar os olhos pelo texto, ou pior, fazendo *você* explicar. Muitos médicos poderiam realmente aprender alguma coisa com essa leitura. Estou brincando?

Não. Os estudantes de medicina dedicam pouco tempo ao estudo de dieta e saúde. Muitas vezes, menos de um dia dos cinco anos de estudo. Médicos são treinados para *descobrir e tratar doenças*, não para *melhorar a saúde*. E eles não sabem absolutamente nada sobre como fazer você receber um "UAU!" das outras pessoas.

Este livro é escrito numa linguagem muito simples, letra grande e destaques em negrito, regras que incomodam aqueles que fazem diagramação. Eu não me importo com as regras. Eu me importo com o fato de você consiguir lê-lo com facilidade, e é por isso que você vê o que está vendo. Gráficos e imagens fantasiosas são para histórias em quadrinhos. Você só precisa da verdade.

Antes de continuar, eu preciso que faça algo para mim. **Mantenha a mente aberta.** Houve uma época em que a maioria das pessoas acreditava que o mundo era plano e que, se você fosse longe demais no horizonte, cairia. Seja um capitão corajoso: é hora de zarpar.

PARA CHEGAR AO UAU...

UAU 6 Leia só quando estiver conseguindo pensar direito.
UAU 5 Continue lendo até que dê aquele "clique".
UAU 4 A chave para o sucesso está em entender a coisa.
UAU 3 Se não entender, continue lendo até que entenda.
UAU 2 Se você for ao médico, pergunte a ele sobre esta dieta.
UAU 1 Mantenha a mente aberta sobre o que você vai encontrar neste livro.
UAU! **Não confie apenas nestes resumos!**

Toca aqui!

Se você realmente quer saber como avançar rapidamente, precisa atacar alguns problemas-chave. A beleza está nos olhos de quem vê, mas parece que há **cinco áreas principais** às quais a maioria das pessoas precisa dar atenção. Elas se transformam em nossos objetivos básicos:

1 - Perder gordura

Eu sei, é óbvio. Mas é importante dizer isso. Mais do que tudo, gordura acumulada é a coisa que mais incomoda as pessoas em termos de aparência. É fácil engordar hoje em dia, mas, com o estilo de vida moderno e as pressões da moda, não é fácil esconder isso.

A maior parte deste livro vai se concentrar em como fazer você se livrar dessa gordura indesejada. De um ponto de vista científico, faz sentido. Quando você dá um jeito no que a faz engordar, o corpo começa a melhorar em todos os aspectos.

Para garantir que você esteja perdendo gordura permanentemente, eu vou dizer a verdade como você nunca ouviu. Quando realmente entender como o corpo se comporta, você não vai engordar novamente. E, o melhor de tudo, pode começar a parar de pensar sobre essas coisas!

2 - Tonificar-se

Quando você perde gordura, a pele se aproxima de seus músculos, e de certa forma você vai parecer mais tonificada. Porém, isso é apenas como seu corpo *parece* estar; para ficar de fato tonificada, você deve fazer algo para isso.

Se não fizer, e alguém se aproximar o suficiente para tocar e testar seu sucesso, você poderá se sentir tão mole quanto um *marshmallow*! Algumas pessoas são naturalmente mais tonificadas que outras, mas mesmo estas se beneficiariam de ajuda específica.

Desenvolver um corpo firme realmente lhe dará uma confiança interna. Como? Sentir seus próprios músculos tonificados vai lembrá-la de que há um corpo aí dentro, cheio de potencial. É seu treinador interno!

As técnicas utilizadas para obter a tonificação também beneficiarão sua saúde geral. Ter tônus muscular não é só para algumas pessoas. Todos nós *podemos ter*. E, quando você conquistar isso, vai ter um corpo que não apenas parece que funciona; ele realmente *vai* funcionar.

3 - Afinar as coxas

Saias, calças jeans *skinny*, calças apertadas, vestidos de verão. Parece que a indústria da moda está obcecada em colocar as coxas femininas em evidência! Com a mídia dando tanta ênfase a isso, não é nenhuma surpresa que a melhoria delas esteja no topo da sua lista.

Aparentemente, você as quer mais finas, mais firmes, mais suaves e sem celulite. Ah, e você também não se importaria se fossem um pouco mais longas! Sou capaz de lidar com praticamente todas essas exigências (sim, mesmo a última, porque as pernas mais magras sempre parecem mais longas).

Normalmente, eu diria para você correr alguns quilômetros. Mas eu tenho algo que é tão incomum, tão raramente usado e tão eficaz que realmente merece ser chamado de segredo. Suas coxas, e olhos, vão adorar.

4 - Chapar a barriga

Conseguir tonificar e deixar plana a parte do meio do corpo parece nunca ter sido tão importante. Então vieram os *piercings*, os tops curtos e os tecidos modernos tão finos que nada é deixado para a imaginação! Se você quiser se sentir bem hoje, é impossível ignorar a parte do meio de seu corpo.

Essa é a parte onde nós mantemos nossos sentimentos. A barriga está lá quando levantamos, quando vamos deitar, e até nos diz "olá" quando sentamos. Você pode esconder sua barriga dos outros, mas ela tem o hábito de ser atrevida e segui-la aonde você for.

Os cientistas descobriram que uma barriga chapada não é apenas mais sensual. É a prova de que você está fazendo um monte de coisas bem. Isso também significa que, mesmo se você for hábil em esconder a barriga com as roupas, não pode esconder seu efeito sobre sua saúde.

5 - Manter o brilho da pele, do cabelo e das unhas

Embora essas áreas não fossem minhas prioridades ao escrever este livro, ficou óbvio para mim que você não vai escutar "UAU!" se sua pele e seu cabelo estiverem horríveis. Dietas e muitos livros de saúde não se preocupam com essas coisas. E você?

Os programas de dieta muitas vezes focam algumas áreas, enquanto pele, cabelo e unhas sofrem lentamente. Muitos supõem que seja um preço que temos de pagar. Péssimo! Nossa pele é nosso maior órgão e, se ela está sofrendo, algo não está certo.

Nosso cabelo, assim como nossa pele, também nos dá pistas sobre quão saudável realmente somos por dentro. Cremes para a pele e produtos caros para cabelo são divertidos, mas eles não podem resolver os problemas mais profundos. Tudo o que você conseguir de mim vai favorecer sua beleza.

Você pode fazer isso. Todos os cinco itens acima. E tenho certeza de que vai se sentir incrível. Melhor ainda, você vai assumir o controle novamente.

Assumir o controle? Sim, assumi-lo. Se você está lendo isto, há provavelmente uma parte de você que sente que as coisas ficaram fora de controle. Quando as pessoas se sentem impotentes por muito tempo, essa frustração pode se transformar em "de que adianta?". Isso é um grande perigo.

Eu não posso dizer qual é seu objetivo final. É algo pessoal. Mas eu sei definitivamente que, quando você assumir o controle de seu corpo e de sua saúde, sua mente se tornará livre para brilhar de todas as maneiras que quiser. Vamos, vamos virar a página!

PARA CHEGAR AO UAU...

UAU 6 Você vai perder gordura.
UAU 5 Você vai tonificar todo o corpo.
UAU 4 Você vai afinar as coxas.
UAU 3 Você vai chapar a barriga.
UAU 2 Você terá lindos cabelos, pele e unhas.
UAU 1 Você vai se sentir bem consigo mesma.
UAU! **Você voltará a assumir o comando, se virar a página!**

De que jeito?

"Você acha que estou muito gorda?"
"Quanto você acha que posso perder?"
"Com que rapidez você acha que eu conseguiria isso?"

Você acha que estou muito gorda?

Algumas de vocês já têm a resposta a essa pergunta, e muitas podem até estar certas. A maioria, não. Até o final do capítulo, você vai ter mais certeza dessa resposta.

Para muitas pessoas, essa questão é importante porque leva à seguinte (quanto você acha que posso perder?). Você normalmente quer uma resposta exata. Talvez outra pessoa já a tenha dado a você. Aqui está a verdade: não escute ninguém! Todo mundo tem opiniões. Amigos dão conselhos em "blocos de cinco em cinco": "Você precisa perder 5, 10, 15 quilos!". Um médico usará gráficos, uma fórmula e palavras técnicas e sonoras. E seus pais podem apenas dizer "muitos".

Amigos e Família

As pessoas que você vê com frequência vão, certamente, ter opiniões fortes sobre como você está. Mas estar perto não as torna automaticamente especialistas. Na verdade, é bem pouco provável que elas tenham uma resposta precisa.

Os pais podem negativamente (ou positivamente) comparar você com um irmão, irmã ou com eles mesmos. Isso está errado. Mesmo dentro das famílias, as genéticas variam, tornando essas opiniões simplistas.

Pela mesma razão, o ponto de vista de um grande amigo pode não ser muito útil. E sempre há a chance de que os amigos se sintam ameaçados ao dar uma resposta honesta, e assistir a seu sucesso enquanto eles ficam para trás.

Médicos

Acredita-se amplamente que os médicos sejam especialistas na nossa saúde. Como já disse anteriormente, eles são de fato especialistas em doença. Um médico estuda cinco anos ou mais, mas eles só estudam dietas por um dia. Tomara que não tenham estado doentes nesse dia!

Se você pedir a ajuda de um médico, ele se limitará ao uso de algumas técnicas convencionais. Em primeiro lugar, ele a pesa. Falarei depois sobre o ato de se pesar, mas agora as escalas não são importantes. É como os médicos as usam.

Depois de ver seu peso, o médico fará uma ou duas coisas. Ele vai usar um gráfico ou tabela, perguntará qual a sua altura e, finalmente, se estiver se achando muito "científico", vai pegar a arma secreta: a calculadora!

Tabelas de peso e altura

Se seu médico lhe mostra uma dessas, ele é das antigas. As tabelas de peso e altura foram projetadas na década de 1950 para ajudar uma grande companhia de seguros a decidir se você era ou não de um grupo de risco (para cobrar mais dinheiro pelo seguro).

Elas foram atualizadas em 1983 e, desde então, se tornaram cheias de cores e gráficos descolados. Apesar dessas mudanças, a ideia básica é a mesma, e errada. O comprimento de seus ossos (sua altura) e a força que você coloca na Terra (seu peso) não explicam tudo.

Mesmo pessoas que possuam o mesmo peso ou altura (ou ambos) podem ser diferentes de diversas formas. Algumas podem ter mais músculos; outras, pernas curtas ou a clavícula larga. Esses fatores não são considerados pelos gráficos. Eles não enxergam a realidade.

O ponto no gráfico onde a altura e o peso se encontram é apenas um ponto comparado ao de um tipo ideal ou comum, ou seja, uma média. A média é baseada no que é comum. E, quando o assunto é saúde, *comum* não quer dizer *ideal*. Pense nisso.

Hoje, os gráficos dividem as pessoas em pequenos grupos: abaixo do peso, normal, acima do peso, obeso e o assustador, pela forma como soa, *obeso mórbido*. São apenas palavras! Apenas simplificam o trabalho dos outros na hora de descrever os pacientes.

Os gráficos de peso e altura eram encontrados *apenas* em escritórios de seguros. Gradualmente, foram indo para as salas de cirurgia, academias de ginástica, e agora estão disponíveis em todo canto. Quando vir um, desvie o olhar. Você sabe mais.

Índice de massa corporal

É fantástico: você necessita apenas de três palavrinhas comuns juntas e tudo soa tão científico! O índice de massa corporal (IMC) é quando seu médico pega a calculadora.

Esse índice usa a matemática para calcular quanta massa você possui em comparação com sua altura. Você multiplica sua altura, em metros, por ela mesma e divide esse resultado pelo seu peso em quilos. Confusa ou entediada? Eu me sinto os dois.

Tal qual os gráficos de peso e altura, o IMC é apenas um outro gráfico que usa sua massa corporal. Como ocorre com qualquer outro gráfico, isso não torna os números mais úteis. O IMC também divide as pessoas em grupos definidos.

As categorias parecem uma mistura das categorias clássicas: abaixo do peso, normal, sobrepeso e obeso classe I, obeso classe II e obeso classe III. Já se pode perceber por que nunca viraram insultos na escola!

Minha sugestão é que você esqueça todas essas categorias para sempre. O estranho é que por anos elas *foram* esquecidas, por 150 anos na verdade. O IMC foi inventado por um matemático belga na década de 1830. Ele era divertido!

Quando as pessoas começaram a se questionar acerca da precisão dos gráficos de peso e altura, o IMC voltou. Pode parecer complicado, mas não é diferente do que vimos antes. Assim como as tabelas, esses índices estão em todas as partes.

A fórmula apenas funciona quando se está extremamente abaixo ou acima do peso ideal, o que, convenhamos, quando ocorre, é visível. Infelizmente, dentro do grupo "normal" há muita imprecisão.

O motivo disso nos faz retornar a uma velha conhecida, a pessoa que está na média. Os números do IMC vêm do estudo de muitas informações de diversas pessoas na média. Você já deve ter percebido que, se essas pessoas não eram tão ideais e várias delas foram medidas, estamos perdidos!

Está na hora de dizer adeus ao IMC: descanse em paz! É muito mecânico e impessoal para informar qualquer coisa que valha a pena. Portanto, descartamos tabelas, gráficos e estatísticas, e você continua pensando "diga logo se estou muito gorda!".

Porcentagem de gordura corporal

Eu prometo, este é o último método que vou dizer para você ignorar! Na busca por maior conhecimento sobre nosso corpo, a ciência, aparentemente, nos deu uma estatística mais moderna: a porcentagem de gordura corporal, também chamada de "composição corporal".

De todas as medidas que discutimos, a porcentagem de gordura merece o mérito por ter tentado dar uma ideia mais precisa. Eu daria um dez no quesito esforço. Saber quanto de seu corpo é gordura e quanto não é um bom começo.

Para descobrir isso, você pode usar pinças gigantes, submergir em água, deixar que um especialista analise sua respiração, deixar que eletricidade passe pelo seu corpo ou até mesmo ser escaneado por uma grande máquina.

Todos esses procedimentos variam quanto à precisão. Eles dão um número que informa quanta gordura você tem. A porcentagem que sobra é a soma do restante – água, músculos, ossos e órgãos.

Vamos imaginar que a quantidade de gordura de seu corpo foi medida de forma correta. Você já tem o resultado, e agora? Hora de uma opinião, tabela ou gráfico. Sim, eles sempre arrumam um jeito de voltar para assustá-la!

Todos esses padrões também são definidos pela análise de resultados de mais pessoas. Dependendo da forma como você olha essas porcentagens, obtém diferentes respostas sobre esse número. Isso é um problema. Essas respostas não têm sentido!

A pesquisa científica pode dizer muita coisa sobre a quantidade de gordura no seu corpo. Sabe-se que atletas olímpicos homens têm menos de 10%. Mulheres com menos de 15% param de menstruar. E se você tiver menos de 3% dificilmente sairá da cama.

Surpreendentemente, essas porcentagens de gordura também têm seus problemas. Imaginemos duas pessoas com 20% de gordura. Elas podem inclusive ter a mesma altura. Uma pode ter uma barriga saliente ou coxas grossas e a outra, aparentar um corpo mais equilibrado.

Isso ocorre devido às diferenças de localização das células de gordura, largura dos ossos e quantidade de água. Saber a porcentagem de gordura de seu corpo é como saber a lista de ingredientes de um bolo. Não dá para saber com base nisso como o bolo vai sair.

O problema desse método é o mesmo dos outros. São todos imprecisos. Apenas a comparam com outras pessoas e apenas dão números que ou a assustam ou a fazem nutrir falsas esperanças.

De um ponto de vista meramente visual, são quase risíveis. Quando foi a última vez que você andou pela rua e, diante de alguém que a surpreendeu, pensou: "Uau, essa pessoa deve ter um IMC 19 ou ser obeso classe III!".

Então, a esta altura, creio que você percebeu que as formas de medição modernas podem ser, no máximo, divertidas, mas uma distração em relação àquilo para o que acabamos sempre voltando: como nos vemos, como vemos os outros e como comparamos o que vemos.

Os cientistas que estiverem lendo este livro devem estar arrancando os cabelos, de tanta raiva. Eles preferem viver em um mundo de fórmulas exatas, pesquisas e teorias. Esse não é o mundo em que a maioria de nós vive. Eu tenho uma teoria: **não teorizar!**

Então, falta algo? Ah, aquela questão: "você acha que estou muito gorda?". Você ainda não percebeu a resposta? Acabei de dar uma grande dica. A resposta é simples! Está em como você se *vê*.

Não rasgue esta página ou jogue o livro no chão. Estou apenas dizendo que você deve confiar no melhor, mais pessoal, poderoso e instintivo método de análise disponível. Seu cérebro. Você provavelmente o está balançando agora!

O propósito deste capítulo é que você perceba como é importante **confiar em si mesm**a *e* apenas se **comparar com você mesma**. Ok, impossível fazê-la parar de se comparar com suas amigas. Apenas leia o *subtítulo* deste livro!

Mas é fundamental que você desenvolva confiança em relação ao que é físico, ou seja, real. Fazer isso vai encorajá-la a ser honesta consigo mesma. Quando você entender isso e parar de confiar nos outros, saberá como continuar vivendo como "normal" ou ir além.

Algumas de vocês podem ter o hábito de confiar mais nos outros, perguntando assim à família, aos amigos e até a estranhos na internet como eles veem seu corpo. Eu, agora, dou permissão oficial para que você pare com isso! Agora! Eu disse AGORA!

E, por falar nisso, não estou dizendo para que você nunca mais se pese de novo. Usadas de forma correta, as escalas de medição podem ser uma boa ferramenta. Porém, há outras coisas que podem ajudar, e algumas delas eu acredito que você já use.

O espelho

Olhar-se ao espelho é provavelmente o mais próximo de uma opinião externa honesta que você pode conseguir. Se você usa um, certifique-se de que seja neutro, ou seja, que não a faça parecer mais magra ou mais gorda do que realmente é. E, claro, sempre use o mesmo.

Se você realmente quer uma boa opinião sobre seu corpo, não olhe apenas as partes da frente e dos lados. **Use outro espelho para ver a parte de trás**. Isso não é para deixar você obcecada. É que não dá para ignorar metade do seu corpo. Se não puder fazer isso em casa, vá até o provador de uma loja. A luz geralmente é ruim, mas permite que você tenha acesso a detalhes e que dê uma olhada geral em seu corpo. Visite sempre a mesma loja. E, não, você não precisa comprar nada!

Roupas

Não é tão simples como parece. Não há nada melhor do que entrar certinho em sua calça jeans preferida, principalmente se esteve batalhando para isso. Usar uma calça para essa comparação é uma grande ferramenta.

Infelizmente, os números voltam à cena nos tamanhos das roupas. Eles podem ser enganadores. Os estilistas e designers de moda perceberam que as pessoas gostam de vestir o menor número possível.

Por conta disso, muitos vão fazer suas roupas com moldes grandes. Imagine que você esteja em dúvida entre duas calças jeans, uma 40 e outra 42. Você não ficaria tentada a comprar a 40?

Você pode dificultar esse processo usando peças de roupa que *mudam* de tamanho. Tecidos naturais, como o algodão, podem encolher muito, principalmente se secados de forma artificial. Alguns podem alargar também!

Portanto, para usar as roupas como medida, escolha bem o item. E não se assuste se em uma loja você entra fácil num 40 e em outra luta para caber num 42. São apenas números, ninguém ganha peso tão rapidamente!

Fotos

Tirar fotos com uma câmera digital ou celular a ajuda a fazer o acompanhamento. Você não precisa da ajuda de ninguém, basta posicioná-la bem e usar o temporizador. Fotos em frente a um espelho longo também funcionam.

Para usar fotos, seja consistente. Isso significa tirar sempre do mesmo lugar, com a mesma luz (importante) e com a mesma câmera. Se você vestir um biquíni ou short, use sempre o mesmo.

Então, você vai confiar em si mesma, no espelho, nas roupas e talvez tirar algumas fotos. Como disse antes, pesar-se também é útil. A pesagem será abordada em outro capítulo. Mas agora eu escuto você gritar outra pergunta!

Quanto você acha que posso perder?

Para algumas, essa é uma das questões mais importantes a serem respondidas. E a verdade é que é a *mais fácil* de responder. Mas também é a verdade mais difícil de ser aceita em todo o livro. Está pronta? Respire fundo.

Não há limite para a quantidade de gordura que você pode perder. Se você está muito gorda, poderá perder muito mais do que aqueles que não têm tanta gordura. Mas todos, digo, T-O-D-O-S podem ficar magros. Sim, magros.

Cientistas e psicólogos provavelmente acham essa afirmação uma irresponsabilidade. Eu não ligo. Só me importo que você ache isso inspirador. Se você está ficando brava, eu entendo. Todos nós escutamos e absorvemos informações que nos diziam que ser magro não é para todos.

"Você tem que entender que não é como ela."
"Acho que eu apenas tenho um metabolismo super-rápido."
"A genética é o que pesa mais."
"Nossa, olha seus tornozelos!"

Se você escuta algo muitas vezes, começa a acreditar que aquilo é verdade e finalmente vive conforme essa crença. É terrível que as pessoas façam isso e desistam de seu sonho de ser magras. É hora de limpar o disco rígido!

Todo mundo pode ser magro. É saudável e, mais importante, é como o corpo humano gosta de ser.

Enquanto cientistas e gurus de dietas dedicam muito tempo a estudar as *diferenças* entre os seres humanos, eles se esquecem de pesquisar as *semelhanças*, que são muitas.

Nós já temos conhecimento suficiente. Se o entendermos e o usarmos de forma apropriada, podemos nos manter magros e saudáveis. Isso vai funcionar para ao menos 99% da população. Mesmo o 1% restante poderá melhorar para além daquilo que sonhava.

Você deve estar se perguntando se tudo isso é verdade, sobretudo porque é difícil ver casos bem-sucedidos de pessoas que permaneceram magras. Seres humanos são parte de um universo cheio de leis. As da física, química e biologia são algumas delas.

Você nunca falhou em uma dieta, nunca! A dieta é que foi malfeita e não obedecia a essas leis.

Uma grande diferença. Você deve deletar da cabeça qualquer sentimento de fracasso. Ou então você vai acreditar que é especial, de um ponto de vista negativo, e uma daquelas que não podem ser magras. Não seja mais um geneticista amador... Não culpe seus genes!

Com que rapidez você acha que eu conseguiria emagrecer?

Não se pode negar que alguns perdem gordura mais rápido que outros e com menos esforço. Essa diferença de velocidade faz com que alguns desistam. O crucial é perceber que, por fim, você será tão magra quanto desejar.

Sinto que não era a resposta que você queria! De todas as perguntas, a questão da velocidade é a que gera mais excitação. Talvez essa seja a razão pela qual você escolheu este livro – *Seis semanas para UAU*. Eu vou dar a melhor e mais honesta resposta que posso.

De certa forma, eu poderia ter respondido isso por meio da questão anterior, "quanto você acha que posso perder?". Mas necessitaria de tempo para ser mais exato. **Em seis semanas, você pode perder entre 4 e 9 quilos de gordura.** Não *peso*.

Isso significa que, se aplicar as ideias do livro, **você vai perder gordura a uma taxa de até 1,5 quilo cada semana**. Se esse número a deixa decepcionada, espere um pouco. Muitas dietas prometem perda de peso mais rápida. E é verdade. Mas é de peso, não gordura.

Muitas pessoas acham que a perda de peso rápida é, na verdade, perda de água. Errado. Quando as calorias são reduzidas a um nível bem baixo (ou a escolha de alimentos torna-se muito limitada), a maior parte do que se perde é músculo. E isso é um desastre natural!

A perda de água é fácil de corrigir. O corpo tem mecanismos internos para nos manter interessados em água ou alimentos ricos em água. Mesmo que você queira ignorar sua sede, seu corpo vai fazer você pensar novamente nela ao diminuir o ritmo e deixá-la fisicamente fraca.

Na verdade, a água em temperatura ambiente pode ir da boca aos músculos em menos de dez minutos. Mas os músculos levam semanas, meses e às vezes até anos para se reconstruir e se recuperar a partir de uma perda repentina. E, durante esse tempo, você vai sofrer.

Algumas de vocês podem estar pensando: "E daí? Ninguém está vendo e o importante é que eu aparento estar magra e ótima!". Pode ser que outros não possam ver, mas seu corpo sabe o que está ocorrendo.

Perda muscular nunca é uma boa ideia. Num sentido estético, você vai ter um corpo um pouco mais flácido. Talvez você possa lidar com isso. O problema é que isso vai levar ao desenvolvimento de um metabolismo reduzido. Finalmente, algo a que culpar por ser gorda!

O músculo é onde a maioria dos nossos alimentos é "queimada". Pense no músculo como um forno. Se você encolher seu forno, sua capacidade de queimar calorias diminuirá. E um pequeno forno é igual a menos fatias de pizza para você!

Então, de volta para aqueles 4 ou 9 quilos, que significam uma taxa de perda semanal de gordura de cerca de 700 gramas a 1,5 quilo. Você pode perder mais rápido? Sim. Eu vi perda mais rápida de gordura em cerca de 10% das pessoas. E já vi perdas mais lentas.

O que causa essa variação? A resposta verdadeira é: eu não sei. Há muitos fatores em jogo, muitos dos quais não descobrimos ainda. E porque nós não sabemos o que estamos procurando, não posso sugerir como melhorar isso.

Entretanto, **perder de 4 a 9 quilos de gordura em seis semanas é rápido** e acontece quando você passa a entender bem várias coisas. Se até 1,5 quilo por semana parece pouco, pense no que é perder isso semana após semana. Aposto que você nem sequer ganha esse peso tão rápido!

Quando as pessoas perdem mais peso do que isso, elas normalmente não aparentam uma melhora. Quando você começa com a perda de 4 a 9 quilos de gordura em seis semanas (mesmo se você estiver com 120 quilos), as mudanças serão óbvias para qualquer pessoa.

Suas roupas se encaixam melhor, a cintura afina (onde a gordura pode se depositar profundamente). Seu rosto, pescoço e queixo desincham. E você vai se sentir mais leve, um sentimento delicioso.

Ok, pare um pouco e pense no que você leu neste capítulo. Provavelmente fez você pensar a forma de mudar, mas foi confuso e até cansativo. Seja honesta com você e passe para o próximo capítulo apenas quando estiver pronta. É tempo de decisão!

PARA CHEGAR AO UAU...

UAU 6 Todos têm uma opinião, mas a sua é sempre a melhor.
UAU 5 Esqueça tabelas, gráficos, porcentagens ou IMC.

UAU 4 Balanças, espelho e roupas são bons motivadores.

UAU 3 Você pode perder entre 4 e 9 quilos de gordura em seis semanas.

UAU 2 Perder peso muito rápido pode significar perda de músculos (péssimo).

UAU 1 Todos podem ser magros, independentemente do que outros digam.

UAU! Comece a confiar em si mesma e você será recompensada!

Grandes planos

Nós todos temos objetivos diferentes, por isso precisamos de planos diferentes. Escolher o certo é simples, basta ser honesta. E com isso quero dizer que você deve ser precisa em relação a quanta gordura quer perder e com que rapidez. Não estou dizendo para você ser pouco exigente consigo mesma.

Sei que, para alguns, seis semanas é muito tempo. Talvez você tenha uma grande festa chegando, ou vai sair de férias, ou só quer se apressar. Se seu alvo é 7 quilos ou menos, pode escolher o plano mais difícil, e emagrecer em menos de seis semanas.

Existe um limite para esta abordagem de alta velocidade, porém, e determinadas quantidades de perda de gordura não são prováveis, não importa o que outros livros, instrutores ou gurus tenham a dizer. A verdade é que a maioria das dietas ou programas de saúde simplesmente escolhe números do nada.

Você é melhor que isso. Os valores que eu escolhi como alvo não foram fruto de adivinhação, mas da experiência. E eu quero dizer experimentos *oficialmente testados em seres humanos*! Eles são uma média jogada para cima, superior, para a perda de gordura em seis semanas.

Como todas as médias, algumas pessoas vão perder menos e outras vão perder mais. Pare com isso! "Parar o quê?", você está pensando. Bem, a esta altura, muitas pessoas perdem a confiança. Elas já acham que vão ser daquelas que perdem menos. Repita comigo:

Eu não sei quem realmente sou até que eu realmente tente!
Eu não sei quem realmente sou até que eu realmente tente!
Eu não sei quem realmente sou até que eu realmente tente!

Se você estiver sofrendo, poderá querer pular um nível e voltar quando puder. Tente não fazer isso todo o tempo, já que pode se acostumar com a falta de disciplina.

Para ser claro, as ideias básicas deste livro são muito similares para todos. Somente em algumas poucas áreas há diferenças, e é aí onde verá uma variação. Se não houver menção de um plano diferente, variado, isso significa que você deve fazer exatamente tudo o que se pede! Pense em níveis de videogame:

Onda

Perder 4 quilos de gordura em seis semanas

É o nível mais fácil, mas nem por isso quer dizer que seja fácil! Muitas das ideias deste livro serão novas e controversas, e, se você está preocupada em ajustar seu cérebro e seu estilo de vida a tal choque, esse pode ser seu nível.

Na *Onda*, você estará despertando seu cérebro e sua mente para uma nova forma de pensar. Se 4 quilos de gordura são seu objetivo, mas quer perder em menos de seis semanas, você pode tentar o próximo nível: *Fogueira*.

Fogueira

Perder 7 quilos de gordura em seis semanas

Este nível é mais difícil que o anterior. Demanda mais disciplina e força mental. Mas, por usar mais movimento e opções de comida mais espertas, com melhor bioquímica e física, o nível *Fogueira* a faz perder 50% mais gordura que o *Onda*.

Se você realmente quer perder a quantidade máxima de gordura em seis semanas, ou perder menos, mas em grande velocidade, então poderia tentar, por fim, o nível *Terremoto*. Não é fácil, mas, em contrapartida, seu corpo vai simplesmente ter que começar a ficar exatamente como você quer.

Terremoto

Perder 9 quilos de gordura em seis semanas

Não se engane. Este nível exige uma verdadeira mudança nas crenças e um esforço maior em comparação à maioria das coisas que você pode ter tentado antes. Seus amigos vão pensar que você é louca, e você poderá se perguntar, às vezes, "o que eu estou fazendo?".

Mas os resultados falam por si. Este nível requer escolhas ainda mais inteligentes do que o *Fogueira*, e ainda mais dedicação. Se você ainda não tem certeza, sente-se, releia o capítulo anterior, vá deitar e pensar no assunto e decida pela manhã.

Repetindo: apesar de existirem três níveis, os princípios permanecem os mesmos. Para perder mais, algumas coisas, obviamente, precisam ser mais difíceis. Pense em cada um desses níveis como *fácil*, *normal* e *difícil*, respectivamente. Ou podem ser classificados em duro, mais duro ainda e "fala sério!". É brincadeira. Não é não!

Alguns avisos para os que não acreditam

Os críticos podem sugerir que esses planos não são práticos para o uso constante. E quer saber? Se você sentir o tempo todo que está de dieta, cumprindo um plano, eles têm razão. Mas não toda a razão em tudo, isso os críticos nunca têm!

Eu quero que você sinta como se estivesse em um plano *no início*, já que isso vai empolgá-la e energizá-la. Mas, depois de um tempo, você vai começar a entender como as coisas funcionam, e essas técnicas gradualmente se diluirão no seu estilo de vida. Plano, que plano?

Carregar grandes quantidades de gordura não é nada saudável, relaciona-se com a ocorrência de várias doenças, faz com que se sinta mal e só ocorre como resultado de um mau comportamento. Para combater isso, **precisamos de um plano extraordinário**.

E aqueles que acham que as quantidades de gordura perdida são muito baixas? Talvez você concorde com eles. Não existe isso de perder "pouca" gordura. Sim, todos nós queremos as coisas o mais rápido possível, mas **cada grama de gordura que você perde é um progresso em direção ao caminho certo**.

Especialistas que afirmam que alguém pode perder mais de 9 quilos de gordura em menos de seis semanas não são especialistas. São apenas geradores de números aleatórios! Mas talvez você se lembre da vez em que alguém que você conhece perdeu mais. Talvez você mesma. Assim é que acontece.

Sucesso baseado apenas no peso

Isso geralmente significa perder mais do que gordura. Como mencionei antes, assumir que o peso perdido é "apenas água" está errado. Perder uma grande quantidade de peso rapidamente significa perder uma grande quantidade de músculo. Você tem que amar seus músculos! Por quê?

Eles contêm nossa reserva de água, nos fazem sair da cama, cuidam de nosso sistema imunológico e usam a energia daquela segunda barra de chocolate! Para aquelas apenas interessadas em parecer magras, perder músculos as fará flácidas.

Nos últimos anos, muitas dietas prometeram a perda de peso massivo. Muitos dos que as inventaram afirmam que grande parte desse peso perdido é água e que *basta beber mais* para recuperar o peso. Isso é burrice ou mentira. **A perda de peso súbita sempre envolve a perda de músculo.**

Exercício em excesso

Fazer atividade física é ótimo. De fato, é como as coisas devem ser. Mas até mesmo os homens das cavernas descansavam de tempos em tempos. Por quê? Porque nossos ancestrais sabiam exatamente o que é sofrer por exaustão.

As células musculares desenvolvem pequenas fendas quando as usamos. Isso é completamente normal e, até certo ponto, nosso organismo resolve. Mas ir mais além faz com que as coisas comecem a dar errado. E não são apenas os músculos que sofrem se você faz exercício em excesso.

A primeira coisa a ficar comprometida é sua imunidade, o que faz com que você pegue gripes e resfriados. O próximo problema aparecerá em suas articulações. Você poderá sempre torcer o tornozelo, ou mesmo machucar um tendão, músculo ou ligamento. Acredite em mim, ficar sedentário por causa de um machucado engorda!

Além disso, o sistema químico de seu corpo começa a ter problemas. Os homens perdem testosterona e as mulheres perdem estrógeno. Além de isso deixar os homens mais femininos e as mulheres mais masculinas, leva a outro problema: sentir-se triste.

A atividade física é ótima para a mente, mas quando se abusa dela simplesmente não dá para se recuperar, e seu corpo reage para que você pare de se movimentar tanto. E qual é a forma mais fácil de fazer isso? Deixando-a deprimida! É isso que a natureza faz.

Mas o que é "muito"? Para a maioria das pessoas, fazer mais do que duas horas de exercícios por dia já pode trazer problemas. Nossos planos incluem atividades físicas, mas trata-se mais do *ritmo* e do *como* do que da quantidade.

Más escolhas alimentares

Se uma dieta manda você viver com um número limitado de alimentos, você já tem problemas logo de saída. Não me importa quão boa seja a dieta, nenhum ser humano pode viver de chocolate! As dietas podem parecer interessantes, mas inconscientemente limitam suas opções.

Muitas delas são elaboradas sabendo dos perigos de ser gordo. E, com base nisso, têm a desculpa perfeita para persuadi-la a viver comendo apenas alguns alimentos. **Ser magro é mais saudável, mas você deve entender bem o básico.**

A natureza não quer que nós adoeçamos e por isso nos dá os nutrientes para que evitemos doenças. O problema é que os distribui em uma variedade de alimentos. Se você comer poucos deles, não vai consumir tudo de que necessita para obter essa proteção mágica.

Dietas supercomplicadas

Alguns dos que elaboram dietas creem que, se o regime não parecer complicado, ninguém vai acreditar que ele funciona. É uma loucura, mas muitos de nós temos o hábito de achar que as coisas simples não são úteis. Tipo "não pode ser *tão* fácil assim".

Por isso, as dietas ficaram complicadas. Seu corpo não se impressiona com simplicidade ou complicação, ele apenas sabe o que funciona e o que não funciona. Muitas dietas são tão complicadas que nunca deixam você esquecer que está fazendo uma!

Este livro pode parecer complicado no começo, mas, uma vez que se começa a entendê-lo, tudo vai ficar bem simples. E, se você já fez outras dietas antes, ficará claro por que elas podem *não* ter funcionado.

Remédios

Ok, a verdade é que existem remédios que aceleram a perda de peso e de gordura ou de qualquer outra coisa que você queira. Alguns se encontram facilmente nas farmácias, outros são receitados por médicos, mas o que todos eles possuem em comum é que, no fim, vão parar de funcionar.

Ou isso ou quem vai parar de funcionar é *você*. Os governos europeus, em pânico, têm liberado muitos remédios para tentar frear os níveis de obesidade na população, mas eles mesmos sabem que são atalhos que quase sempre dão errado.

Todas as drogas possuem algum tipo de efeito colateral. Com alguns deles podemos conviver. Com outros, não. De fato, mais tarde vou encorajá-la a usar um remédio. Mas não é nada ilegal, pode ser comprado em um supermercado, é seguro e ajuda.

Comer pouco ou botar para fora

Hora de falar do assunto mais polêmico. Aquelas palavras que começam com A e B: **anorexia**, não comer, e **bulimia**, forçar o vômito após comer. São mais comuns do que a gente pensa ou admite. Muitos pais e amigos muitas vezes se fazem de cegos.

São comuns graças a uma praga tripla. A primeira, nosso desejo de estar bem. A segunda, falta de informação sobre uma dieta decente. E a terceira, a maior de todas, grandes problemas emocionais que levam as pessoas a usar a comida para outra coisa que não divertimento ou combustível.

Como assim? **Para a maior parte das pessoas com distúrbios alimentares, a comida torna-se um *alter ego*.** Torna-se uma versão delas mesmas que pode ser *controlada*. Todos nós odiamos o caos e, se não podemos controlar nossos pensamentos, vamos querer controlar algo.

Eu não estou aqui para curar anorexia e bulimia. Mesmo a ideia de uma cura é ridícula. Pessoas que sofrem dessas doenças necessitam de apoio, compreensão e tempo. Leva tempo para que uma pessoa possa se ver de forma correta, e isso não pode ser feito apressadamente.

Falo dos casos de pessoas que desenvolvem anorexia e bulimia porque querem parecer mais magras e bonitas. Se você fica passando fome, no fim das contas, vai ficar muito, muito doente.

Não importa o quão ativa você seja ou não, seu cérebro está sempre funcionando e demanda um quarto das necessidades calóricas diárias. Além disso, os órgãos precisam funcionar, seu coração continua batendo e sempre se perde um pouco de calor. Até os preguiçosos que não saem do sofá queimam calorias.

Os que sofrem de anorexia sabem exatamente que comer menos emagrece. O problema é que não fomos feitos apenas para ser modelos da Victoria's Secret, mas também para superar desafios.

Fomos feitos para ter sucesso em diversas coisas e isso requer muitos nutrientes. Você não apenas cria um excesso (gordura), mas o suficiente para construir o projeto mais complexo do planeta. A longo prazo, nossa lista de nutrientes deve ser incrível.

Seu corpo tem apenas 8 anos de idade. Sim, seu corpo! Se você olha para qualquer uma das células de seu corpo e verifica a idade, elas têm no máximo 8 anos. Isso é porque estamos constantemente sendo refeitos.

As células de seu estômago podem ser substituídas a cada três horas. Novas células em sua pele começam a se renovar a cada três semanas. Partes de seus dentes têm apenas 2 anos de idade. Em termos simples, estamos constantemente rolando numa daquelas esteiras de fábrica.

Isso significa que nós, literalmente, somos aquilo que comemos. Nosso organismo nos faz ir até o supermercado para comprar os nutrientes de que necessita. Os que sofrem de anorexia se recusam a comprar qualquer coisa da lista, ou compram apenas alguns dos itens.

Se essa lista fosse para um bolo, você simplesmente não seria capaz de preparar um bom bolo. E isso é o que acontece com a perda de peso maciça em pessoas com anorexia. Elas encolhem e ficam deterioradas.

Coma mal por três semanas, e as células que nascem na camada inferior da pele vão para a superfície, e fica parecendo que você dormiu ao relento. Essas pessoas malnutridas vão aparentar ser fracas, com marcas de estrias, com a pele sem brilho e viço.

Continue comendo mal e você vai começar a afetar as células que demoram mais tempo para crescer. As dos seus órgãos, cérebro e, no fim das contas, até de seus dentes. Dos pés à cabeça, *incluindo* os dedos dos pés. **Ser magra por não comer sempre conduz a um problema no final.**

Com a bulimia é um pouco diferente. Alguns sofrem de anorexia parcial, passando por longos períodos sem comer. Isso significa ter a maioria dos problemas que acabamos de discutir. Mas há outros problemas também.

Uma pessoa com bulimia pode estar magra sem parecer que está doente, e manter seu peso baixo sem gerar suspeita. Uma boa atriz pode parecer completamente normal em público, não fossem suas visitas frequentes ao banheiro.

Vômitos literalmente invertem a ingestão de calorias. E, portanto, provocam a perda de peso dramática, pelo menos temporariamente. A natureza sempre dá o troco. O vômito é extremamente ácido, prejudicando os dentes e a garganta (tornando-a mais vulnerável ao câncer).

Com o uso de balas e muita água para limpar a acidez, algumas dessas coisas podem ser escondidas. No entanto, é absolutamente impossível esconder certas coisas do corpo. E é verdade quando eu digo impossível.

Aos poucos, vários órgãos grandes, como pele e estômago, começam a sofrer e a funcionar errado. E muito mais lentamente, e de um jeito que nós ainda não entendemos, os **centros de apetite** começam a estragar. Centros de apetite?

Perceber os alimentos, gostar deles, desejá-los e saber quando ignorá-los, tudo se decide em partes do cérebro. Essas áreas são complexas e estão ligadas a seus sentimentos gerais de felicidade. São os centros de apetite.

Treiná-los com certos princípios (como sugere este livro) é uma boa ideia porque a vida moderna os tem jogado para fora da pista. Mas ao ingerir alimentos e vomitá-los, você causa uma enorme confusão no cérebro.

Você está religando áreas extremamente complexas, e até mesmo o supercomputador humano não tem um plano de emergência nesses casos. Quem sofre de bulimia desenvolve, a longo prazo, um relacionamento estranho com os alimentos, que nem sequer consegue explicar.

Anorexia e bulimia vão fazer você perder peso. Não há como negar. Mas a perda de peso em si não é geralmente um problema, dentro do que os membros da família, ou amigos, acham visualmente aceitável.

O problema é transformar o corpo em uma mercearia com uma limitada lista de produtos, e reprogramar nosso incrível computador, o cérebro. Se você fizer isso por dois anos ou mais, ficará em sérios apuros. Busque ajuda. Tudo *vai* ficar bem.

Os seres humanos são abençoados com uma capacidade milagrosa de melhorar. Por causa da forma única em que fomos construídos, célula por célula, temos a chance de começar de novo, desde o minuto em que tomamos a decisão de fazê-lo.

Um novo distúrbio polêmico

Para a maioria das pessoas, a anorexia e a bulimia são ainda problemas particulares. Não para as celebridades, entretanto. O constante crescimento da mídia digital, em especial a internet, mudou a vida delas para sempre. E, como todos os seres humanos, celebridades também têm problemas.

Muitos casos de pessoas famosas, sobretudo atrizes e cantoras, têm levado a novos patamares o perfil dos sofredores de transtornos alimentares. Fotos chocantes com detalhes mórbidos foram transmitidas a nossa casa e a nossos telefones.

Essa exposição, combinada com o aumento da circulação de informação, fez surgir um novo distúrbio polêmico. Chama-se **ortorexia**. É um neologismo que junta as palavras gregas para *correto* e *apetite*. O número de pessoas que sofrem desse distúrbio é enorme.

Mas o que é isso, afinal? **Ortoréxico é quem tem obsessão por comida.** Alguns dirão que ler este livro a transformará em uma. E eu estaria de acordo se tivesse escrito este livro de outra maneira, mas eu não fiz isso.

Este livro oferece fatos aos leitores, e espero que de uma maneira amigável. Eu quero incentivar a compreensão, e não a obsessão. Eu tenho descoberto que, uma vez entendido um assunto, quando se chega à verdade, qualquer obsessão tende imediatamente a se reduzir.

Eu também acredito que, se você está lendo isso, tem uma obsessão com seu corpo, não com comida propriamente. É que os dois estão intimamente ligados. A obsessão *temporária* com seu corpo e com a alimentação é saudável, especialmente se a leva para mais perto da tranquilizante verdade.

Voltemos aos ortoréxicos. Eles costumavam ser um pequeno grupo que preferia passear em lojas de comida saudável a passear em shoppings. Mas como a informação está a apenas um clique de distância, eles estenderam seu comportamento para as mercearias em geral.

De certa forma, a ascensão da ortorexia trouxe muitas mudanças positivas a nossa cadeia alimentar. As empresas sabem que nós somos um grupo geralmente atento agora, e isso as tem pressionado a fabricar alimentos orgânicos e mais saudáveis.

Mas há uma desvantagem de ser ortoréxico. Significa ver a comida puramente como um *substantivo*. Uma coisa. Combustível. Algo para medir, controlar e usar. E isso é uma vergonha, porque a comida é muito mais do que isso.

A alimentação é *sentimento*, e comer é quase um ritual. Ok, comer em um *drive-through* não é nada disso! Na verdade, não tenho tanta certeza porque, até mesmo lá, comer pode se tornar uma ocasião prazerosa. É isso, obrigado cérebro. A comida é quase sempre *uma ocasião*. E a vida *precisa* de um sentido de ocasião.

Houve pedidos para que a ortorexia fosse classificada como um transtorno alimentar. Eu não acho que seja isso. E eu não acredito que anorexia ou bulimia sejam distúrbios alimentares também. São problemas mentais. Os alimentos só fazem parte deles.

Anorexia, bulimia e ortorexia são o resultado físico de um problema que não é físico. Se você acha que tem qualquer uma delas, você precisa de um *check-up* do pescoço para cima. Ou então chegar a seu coração. Ele está cheio de respostas e honestidade. Sinta-o. *Conecte-se* com ele.

Se você é ortoréxica, pode não se sentir sozinha, como alguns anoréxicos ou bulímicos. Em alguns aspectos, isso torna a sua situação pior. Mas qualquer obsessão com longa duração não é boa, porque toma um espaço valioso em seu cérebro.

Espaço que seria muito mais bem utilizado para pensar em coisas aleatórias, divertidas ou outras que eu nem posso imaginar um nome para elas. Peço que você se torne uma especialista o mais rápido possível; entretanto, não procure a perfeição do conhecimento. Ela nunca chega.

Este livro vai lhe dar uma boa quantidade de dicas para fazê-la se sentir melhor. Mas, na verdade, não fique obcecada com dietas ou com os olhares dos outros. Há muito mais na vida. **Voe para fora da gaiola hoje!**

Faça sua escolha

Este capítulo tem dois propósitos. Em primeiro lugar, apresentar os planos e deixar você escolher quantos quilos quer perder. Em segundo lugar, mostrar que, quanto mais rápido, mais arriscado. Eu não estou criticando todas as dietas.

Perder gordura rapidamente é emocionante. E também o é mantê-la fora de seu corpo. Para fazer isso, você precisa de um corpo e um cérebro que trabalhem normalmente. Se alguma coisa incentiva você a deixar isso de lado, pense honestamente no longo prazo e seja inteligente. **Sempre seja inteligente a longo prazo.**

Bem, para que a escolha de um plano seja uma tarefa simples, em vez de usar tabelas complicadas ou diagramas, eu escrevi as opções. Leia-as em voz alta, veja o que soa bem e então você pode seguir em frente.

Em seis semanas, eu quero perder 4 quilos. Eu vou fazer **ONDA**.

Em seis semanas, eu quero perder 7 quilos. Eu vou fazer **FOGUEIRA**.
Em seis semanas, eu quero perder 9 quilos. Eu vou fazer **TERREMOTO**.

Em quatro semanas, eu quero perder 4 quilos. Eu vou fazer **FOGUEIRA**.
Em quatro semanas, eu quero perder 7 quilos. Eu vou fazer **TERREMOTO**.

Em três semanas, eu quero perder 4 quilos. Eu vou fazer **TERREMOTO**.

Se você precisa perder mais de 9 quilos ou menos que 9, o mais importante é **começar**. Escolha um plano. De acordo com seu objetivo, pode ir fazendo reajustes e mudar de nível.

PARA CHEGAR AO UAU...

UAU 6 Escolha um plano baseado naquilo que sente honestamente.
UAU 5 Perder 7 quilos ou menos pode ser feito em menos de seis semanas.
UAU 4 Seu corpo é constituído, célula por célula, de uma extensa lista de produtos do supermercado.
UAU 3 Perda de peso muito rápida geralmente ocasiona problemas de saúde.
UAU 2 Distúrbios alimentares são resultados físicos de problemas psicológicos.
UAU 1 Evite qualquer pessoa ou coisa que arrisque sua felicidade a longo prazo.
UAU! **Escolha um plano e vamos lá!**

Medindo o sucesso

Enquanto você lê estas linhas, milhões de pessoas ao redor do mundo estão subindo e descendo de balanças. Algumas estão dando uma inclinada para o lado, outras estão nuas e algumas estão prendendo a respiração.

Todos nós gostamos de medir nosso sucesso. É natural. Fora aqueles números de nossos saldos bancários, parece que os números das balanças fazem uma diferença em nossa felicidade. Com tanta confiança neles, o melhor é pesar-se corretamente.

Compre uma balança

Se você não pode comprar uma balança, economize rápido. As balanças são ótimas quando são precisas e inúteis quando não são. A forma mais fácil de reduzir a precisão delas e usá-las demais. E a forma mais fácil de usá-las em excesso é que muitas pessoas as usem.

Se você está acostumada a se pesar na academia de ginástica, pare agora mesmo! Essas balanças são usadas cem vezes ao dia ou mais. Ou seja, em *um* dia, elas são usadas o equivalente ao uso de uma balança duas vezes por semana em um ano! Mesmo balanças comerciais não podem aguentar isso.

Se as balanças da academia dizem que você perdeu muito peso, você se sente ótima. Mas e se elas estão imprecisas? Se elas dizem que você ganhou peso, como se sentiria? **Quando o assunto são seus sentimentos, a precisão é necessária.** Compre uma balança. Mas qual?

Entre no mundo digital

Algumas balanças têm mostradores mecânicos, e algumas têm displays eletrônicos. Embora as escalas com mostradores mecânicos possam ser altamente precisas, a vantagem de uma balança digital é que alterações no peso podem ser claramente visíveis ainda que em níveis baixos.

Isso é útil porque, **ao longo de um dia, a perda de gordura ocorre em pequenas fases**. Essas pequenas melhorias constantes podem ser estimulantes e aumentar a confiança. As melhores escalas mostram diferenças mínimas, como de até 50 gramas.

Compre a balança em uma empresa bem conhecida, com uma reputação que se poria a perder se o produto fosse ruim. E esqueça recursos especiais. Medição de IMC, gordura corporal e peso *falado* é tudo truque! Você só precisa de precisão.

Saia do tapete vermelho!

Os fabricantes sempre incluem instruções que sugerem o uso das balanças sobre um chão duro para que funcione corretamente. Mas adivinha só? Ninguém lê as instruções! Em vez de não vender balanças, eles desenvolveram balanças com pés de tapete. Não, não, não!

Tapetes são pisados o dia todo. Eles mudam. Todos os pés de tapete especiais do mundo não podem evitar que a balança balance! Assim, para obter uma medição precisa e sem oscilação, encontre o piso mais sólido possível, e sempre mantenha-a no mesmo local. Use-a em uma estrada se precisar!

Quando devo me pesar?

Simples. Na parte da manhã e, de preferência, depois que for ao banheiro! Dessa forma, você terá uma precisão confiável. A hora exata no relógio não importa. É apenas importante para não deixar que o peso da água afete sua percepção de sucesso. Então, certifique-se de ir ao banheiro primeiro!

Ao longo do dia, nossa alimentação e nossos padrões de consumo fazem uma enorme diferença. Qualquer alteração nos níveis de fluido é uma falsa vitória. Os níveis de água vão para cima e para baixo por infinitas razões, mas eles raramente mudam nosso aspecto visual.

Quando comemos carboidratos, alguns são armazenados em nossos músculos. O nível destes pode aumentar drasticamente da manhã até a noite. Cada pedacinho de carboidrato que armazenamos em nossos músculos arrasta 2,4 vezes a mesma quantidade de água.

Você pode facilmente armazenar menos carboidratos em seus músculos na parte da manhã e, durante todo o dia, aumentar cerca de 400 gramas. Além de mudar seu peso por esse valor, você também estará retendo água.

Isso significa que, comendo e bebendo regularmente, você poderia pesar 1 quilo a mais à noite, sem alterar sua gordura corporal real! **Seja consistente e se pese apenas no período da manhã.**

Quantas vezes devo me pesar?

Não se pese todos os dias! Essa é a resposta rápida. Acabamos de ver as alterações de peso em relação a manhã e noite. **Gostaria de sugerir a pesagem não mais que uma vez por semana.** Uma vez a cada duas semanas é o melhor, mas é difícil se segurar!

Sete dias é tempo suficiente para você queimar um pouco de energia. Usar balanças que mostrem pequenas mudanças de peso é perfeito. Tente às segundas de manhã e obtenha o número que vai inspirá-la a trabalhar duro a semana inteira.

Fique nua

O item mais consistente de vestimenta que você possui é sua pele. Se eu ganhasse dinheiro cada vez que escuto alguém se pesar e dizer "é culpa do meu jeans", estaria rico! Feche a porta, fique nua e obtenha um número preciso. Assim você vai evitar críticas também.

PARA CHEGAR AO UAU...

UAU 6 Pesar-se ainda é um bom motivador.
UAU 5 Use balanças que podem mostrar pequenas melhoras.
UAU 4 Ponha a balança no chão duro e nunca sobre o carpete.
UAU 3 Pese-se pela manhã para evitar as confusões com os carboidratos.
UAU 2 Pese-se uma vez por semana no máximo.
UAU 1 Suba nua na balança, para maior precisão.
UAU! **Compre sua própria balança e a esconda dos outros!**

O mito do café da manhã

"Não pule o café da manhã."
"Nunca deixe de tomar café da manhã."
"Quem não toma café da manhã engorda."

"O café da manhã é a refeição mais importante do dia."
"Você tem que quebrar o jejum."
"Um bom café da manhã a deixa pronta para o dia todo."

"Se você toma o café da manhã, não come um porco depois."
"Tome esse café da manhã especial e você perderá peso."
"Você não pode funcionar sem café da manhã."

"Ela não toma café da manhã, e isso faz mal à saúde."
"O café da manhã ajuda na concentração."
"Tome seu café da manhã, agora!"

Eis aí uma dúzia de regras sobre o café da manhã para você. Já ouviu algumas delas? Talvez todas as 12? Não são verdade! Este capítulo talvez seja o mais importante que você lerá. Regras sem sentido devem ser quebradas, ainda que isso nos deixe com medo.

Eu quero que amanhã, ou quando iniciar seu plano, você pare de tomar café da manhã. Sim, pule o café da manhã! Você terá que escondê-lo ou dar a um mendigo (ou alguém faminto e sem sobrepeso). Ficou curiosa? Ótimo, continue lendo!

Compreenda o que direi e você estará perto de emagrecer e manter o peso. Os fabricantes de cereal matinal adorariam queimar o que estou escrevendo, seu cérebro vai achar difícil de acreditar e, o mais importante, seu estômago vai desejar que você nunca tivesse lido isso.

Dê uma chance. Uma vez que você entenda, e que seu corpo entenda, será mais fácil cumprir isso todos os dias. Este é um capítulo gordo que ajudará você a ficar magra! Então, por que a gente toma café da manhã?

O café da manhã é saboroso

Mas por que é *tão* saboroso? Bem, ainda que você tenha dormido por horas, seu cérebro continuou funcionando toda a noite, mantendo o corpo em funcionamento e organizando os consertos. É necessário **energia** para o turno da noite.

Quando você vai para a cama, há uma pequena quantidade de energia em seu sistema. Pode ser a comida de sua última refeição no estômago, algo em seu sangue ou ainda algo armazenado em seu fígado. Os cientistas chamam a energia guardada no fígado de **glicogênio**.

Uma das funções do fígado é nos dar energia quando estamos sem comer por um tempo. É como uma armazenagem de emergência dentro de nós. O glicogênio, uma palavra bonita para o **carboidrato armazenado**, é retirado para ser usado durante a noite. Quando você acorda, não há energia sobrando. Tudo o que estava no seu estômago se foi (por isso é tão chapado pela manhã), tudo no seu sangue também se foi e seu fígado já está sem gás.

O cérebro sente a falta de energia e então vem a sensação de fome. Seu estômago ronca! É terrível não saber de onde virá sua próxima refeição, por isso você vai até o jardim das delícias (cozinha) para descobrir.

Porque está lá

A genética de nosso corpo é antiga. Vem de um tempo em que o alimento não estava garantido. Os homens das cavernas não podiam instantaneamente tirar leite da vaca, fazer umas panquecas ou pedir uma pizza! **Nossos genes são de um tempo no qual conseguir comida era como ganhar na loteria.**

Depois de 2 milhões de aniversários, nosso corpo humano tem aguentado bastante. Ok, paramos de usar o apêndice e falamos melhor, mas no geral somos *os mesmos*. Já o mundo, não. Este mudou, e *muito*. Mas o corpo não sabe disso. Vivemos em época de abundância.

Isso é mais verdadeiro se você tem gordura corporal para eliminar, uma fonte de energia tão cheia como o carrinho do supermercado repleto de comida para o café da manhã. Se se alimentar fosse uma loteria, os humanos modernos ganhariam um prêmio por dia!

Um grande negócio

Da próxima vez que você for a um supermercado, dê uma olhada na gôndola de cereais. Ela ocupa muito espaço, cuidadosamente empilhada, cheia de cor, e tem tanta variedade que, se você não encontra um tipo de que goste, se sente inquieta!

Essa é a área que dá mais lucro. Os produtos são baratos de produzir, e a maior parte do dinheiro das empresas de cereais está sendo gasta em publicidades caras com celebridades que não comem as coisas que dizem comer!

Os fabricantes sabem que, se eles conseguem oferecer uma coisa da qual você gosta de manhã, você se manterá como um consumidor fiel por um tempo. Isso ocorre com quais outros tipos de alimento? O jeito mais fácil de se viciar é adicionar açúcar. O cérebro adora.

Os cereais começaram a entrar em nossa dieta há apenas 10 mil anos. Por alguns poucos milhões de anos anteriores, vivemos bem sem eles. O que comíamos? Definitivamente *não* era cereal. Na verdade, não comíamos nem poderíamos comer nada após acordar.

Então, isso é o café da manhã. É gostoso porque nosso corpo está virtualmente vazio de manhã, porque a comida está disponível, e há um grande negócio por trás que a vende. Tudo isso contribui para a existência dos milhões de amantes do café da manhã.

"Gotta Have My Bowl, Gotta Have Cereal"

Rebecca Black cantou esse versos ["Tenho que comer minha tigela / tenho que comer meu cereal"] mais de 200 milhões de vezes em um vídeo no YouTube. Então está certo? NÃO! **A popularidade nem sempre é por um bom motivo.** E a primeira razão pela qual nós tomamos café da manhã é na verdade a grande razão para evitá-lo.

Se você move seu corpo quando ele tem pouca energia, esta vai ter que vir de algum lugar. Sua gordura.

Por quê? Simples. Imagine que você é um carro e necessita de combustível (calorias) para dirigir (viver). De que lugar conseguiria? Do tanque de gasolina, oras. É o melhor lugar de onde o carro tira energia.

Pise no acelerador (ou seja, mova-se, pense, cante!) e você obterá o combustível necessário. No corpo humano, as reservas de energia estão no sangue, no fígado e nos músculos. Eles contêm toda a energia das comidas e bebidas que você tem consumido.

Durante o dia, nós – carros – paramos nos postos de gasolina para reabastecer. Nós comemos! Sempre que você faz isso, está recolocando energia no tanque (sangue, fígado, músculos). E se há energia no tanque, por que o corpo usaria outra coisa?

Lembre-se de que seu carro esteve funcionando toda a noite, mantendo seu cérebro e outros órgãos. Esses atrevidos tiraram sua energia no escuro! E isso, na verdade, é *ótimo*. Você acorda quase sem gás, sem energia no tanque e o corpo faz algo radical se você insistir em dar uma volta de carro (ou seja, mover-se!). Ele a deixa fazer isso porque usa como combustível a gordura de seu corpo. Sem combustível no tanque não há escolha.

As primeiras vezes que você pula o café da manhã não é fácil. Durante anos você esteve acostumada à vida fácil da comida instantânea. Seu corpo se adaptou. Com o tempo, ele se adaptará ao novo. **Você queimará mais sua gordura corporal.**

Durante esse tempo seu estômago vai roncar! Isso também se deverá a outras mudanças em sua dieta. E você poderá achar difícil se concentrar. De novo, dê tempo a seu corpo e ele se adaptará.

Mas imediatamente seu corpo começará a queimar mais gordura. **Somente depois de uma longa noite de sono isso ocorre.** Essa rara oportunidade *deve* ser usada; caso contrário, pense que você estaria perdendo oito horas de preparação (dormindo!).

Alguns especialistas, bem como fabricantes de cereais matinais, dizem que pular o café da manhã a faz comer mais depois. Isso pode ser verdade a curto prazo. Mas, ainda assim, isso apenas esconde o fato mais importante.

E o que eles não podem negar, ou ousar dizer, é que **comer logo de manhã faz com que você pare de queimar gordura**. *Imediatamente*. Quando a comida entra no corpo, não há motivo para que se queime o estoque de calorias. Para quê?

Se você perguntar a uma série de especialistas em dieta se eles acham errado pular o café da manhã, todos vão levantar a mão. E daí? Você não vai encontrar a verdade contando braços levantados. Eles estão errados e eu estou certo. **Nossos genes estão certos.** Se você quer perder gordura corporal rápido, seja corajosa e **pule o café da manhã**.

Algum dia todos já deixaram de tomar o café da manhã, talvez de propósito, ou por estar com pressa. E, quando isso ocorreu, sentiram-se mal. Portanto, chegaram à conclusão: eu *devo* tomar o café da manhã. Mas isso só ocorre porque estamos acostumados a tomar café da manhã.

Nosso sistema de queima de gordura e de uso da reserva se enfraqueceu. Dê uma chance para que ele se fortaleça de novo e isso a ajudará a emagrecer.

Então, amanhã, ou no dia em que decidir iniciar seu plano, consiga mais fazendo menos: pule o café. **Seu corpo foi feito para isso.** Grande parte da sua constituição se chama café da manhã acumulado, também conhecido como gordura. Comece a viver sem isso!

Se você for muito criticada, faça as pessoas lerem isso. Faça-as estudar genética, história antiga, química sanguínea. Agora, se você acha que ler isso foi difícil, espere só pelo próximo capítulo! A combinação dos dois faz a gordura ir embora!

PARA CHEGAR AO UAU...

UAU 6 Você não consegue queimar gordura se tiver muita energia em seu organismo.

UAU 5 Ao dormir, à noite, usamos boa parte da energia disponível.

UAU 4 Quando você acorda, está com o tanque na reserva (bom).

UAU 3 Se você não tomar café da manhã, seu corpo vai queimar gordura no lugar.

UAU 2 Tomamos café da manhã por hábito e por pressões de mercado.

UAU 1 Nosso corpo não foi feito para receber comida imediatamente após acordar.

UAU! **Pule o café da manhã a partir de agora!**

Um banho que emagrece

A banheira. Você provavelmente acha que ela é apenas o lugar para tomar banho, lavar seu cabelo e esquecer os problemas. Bem, se um de seus problemas é ser muito gorda ou ter coxas que a fazem ter vontade de chorar, já pode se considerar livre de suas preocupações! Como?

A água absorve calor, *muito*, e de forma mais rápida que o ar. Se você entrasse nua numa banheira vazia, além de isso parecer estranho, veria que seu corpo perderia calor, mas muito devagar. Tente, você vai ficar entediada!

No entanto, se você entrar numa banheira com água na mesma temperatura do ar, perderá calor 25 vezes mais rápido. Sim, 25 vezes! Agora você deve estar pensando: "Ok, 25 vezes, e daí?".

Bem, quando você come, algumas das calorias que consome são usadas para manter o funcionamento de seu cérebro, músculos, ou seja, manter você viva. A energia também é usada para manter seu corpo na temperatura correta. Se você está aquecida, o corpo não gasta muito.

Porém, quanto mais você ficar com frio, mais seu corpo aumentará a produção de calor para mantê-la aquecida. Ao fazer isso, perde-se parte desse calor pela pele. **Quando você está perdendo calor, está perdendo energia. Essa energia tem que vir de algum lugar.**

Tudo isso ocorre devido a um tipo de tecido chamado "**tecido adiposo marrom**" (TAM). Ainda que pareça uma camada de gordura, na verdade é uma parte de você que *queima* calorias para fabricar calor.

Acreditava-se que apenas os bebês possuíam TAM e que, quando cresciam, esse tecido desaparecia. Não é bem assim. Os adultos possuem algum, especialmente os que moram em regiões frias, e você pode estimular o seu.

O lado bom de ficar exposto ao frio é que ele aumenta seu metabolismo (a velocidade com que queima calorias), *ao longo do dia*. O que mais diminui seu metabolismo é dormir. Mas esse período de sono é importante. Sem isso, entraríamos em colapso. Então, a melhor hora para chacoalhar o metabolismo é na parte da manhã, logo após acordar. Dessa forma você vai acelerar seu metabolismo por 12-15 horas. É, literalmente, a garantia de ser uma pessoa mais ativa o dia todo!

Quando essa técnica é combinada com o jejum de manhã e mais uma coisa (próximo capítulo), o organismo leva um choque que põe para funcionar o metabolismo até mesmo dos mais teimosos. **É preciso uma grande força mental.**

E também há **riscos**. Quando você entra em um banho frio, seu corpo tenta proteger seu núcleo, ou seja, tudo o que é importante para mantê-la viva. Por conta disso, o sangue corre, empurrando para cima a pressão arterial, ligeiramente.

Além disso, a mudança rápida de temperatura obriga o coração a trabalhar mais. Então, **se você tem um histórico de problemas cardíacos, problemas com sua pressão arterial ou diabetes, deve, antes, verificar com seu médico se pode fazer isso**. Estar morta não vai ajudá-la a escutar "UAU!".

Mesmo se você for saudável, é *extremamente* importante que não vá além dos limites. Expor-se ao frio ajuda só até certo ponto. Se você for além, pode correr o risco de ter uma **hipotermia**. E aí o corpo fica *perigosamente* frio.

Você vai precisar de algumas coisas. O ideal é que use todas elas:

– uma banheira;
– um termômetro de plástico (ou para banheira);
– um tapete de plástico (desses antiderrapantes) para colocar dentro da banheira;
– algo para controlar o tempo (celular ou *timer* da cozinha);
– roupas para depois;
– coragem (muita!).

Isto é importante: **a água precisa estar fria o suficiente, mas não a ponto de dar medo ou deixá-la doente**. Compre um termômetro de plástico, se quiser, um desses especiais para banheira, que flutuam e às vezes possuem um *timer*.

Mas, então, quão fria deve estar essa água? Um banho quente está entre 36 ou 38 °C. **Você vai precisar de água entre 20 e 15 °C**. A sensação de frio vai variar de acordo com a quantidade de gordura corporal que você tem (e onde a tem).

Pular de vez na banheira com água fria é uma má ideia. O mais provável é que você saia correndo. E, mesmo que você pudesse fazer isso, o melhor é deixar seu corpo adaptar-se aos poucos. Dê uma semana para ir se acostumando.

O objetivo é fazer isso todos os dias por 15 minutos. É tempo suficiente para o corpo reagir e estimular seu metabolismo por horas. Mais tempo do que isso *não* é necessário. É até perigoso – e, sem dúvida, entediante!

Embora a parte externa seja importante para nós, é a parte interna de seu corpo que a faz feliz. Quando o corpo sente frio extremo, o sangue deixa a parte mais externa e vai direto para onde está sendo requisitado. Pode ser que você fique pálida (se ficar azul, **pare imediatamente**).

Adeus coxas

Os banhos frios possuem um efeito incomum na parte inferior do corpo da mulher. Ainda que a gordura pareça ser a mesma em qualquer lugar, isso não é verdade. Algumas gorduras, especialmente a das pernas, são quimicamente teimosas. Para perdê-las, é necessário um estímulo químico.

Não sabemos por que isso ocorre, e as pesquisas ainda não são conclusivas. É provável que, como as mulheres geram filhos, a gordura das coxas persista para o caso de ela necessitar desse estoque de calorias algum dia.

Para fazer essa gordura teimosa deixar seu corpo, é necessário explodi-la com neurotransmissores e hormônios, substâncias químicas que estimulam essas células. Os dois mais importantes são a **adrenalina** (**epinefrina**) e sua prima, a **noradrenalina** (**norepinefrina**).

O banho frio aumenta a produção de ambas. Se você não puder suportar toda a experiência de tomar banho frio, é importante pelo menos colocar suas pernas na água fria. As pernas contêm um grande número de receptores de frio, e por essa razão apenas isso já ajuda. Pôr o corpo todo, claro, ajuda mais ainda.

Como tomar um banho gelado corretamente

Entrar diretamente no banho frio seria um choque, e poderia temporariamente tirar seu fôlego. Como isso não é para autopunição, vamos fazê-lo de forma gradual e confortável. Na verdade, confortável é mentira!

O termômetro, o *timer* e o tapetinho para banheira são importantes. Um impede que você entre na água se estiver muito fria, outro impede que você fique no banho por muito tempo, e o tapete impede que você deslize caso se sinta instável. Não se esqueça desses itens.

Preparar...

Abra a torneira da banheira! Para enchê-la, você vai gastar entre seis e dez minutos. A água deve estar na altura de seu umbigo quando estiver sentada, com as pernas dobradas à frente de seu corpo. Onde está o tapete? Coloque-o na banheira.

...Apontar...

Você precisa que a temperatura da água esteja correta. No começo, você não terá muita noção sobre o que é muito quente e muito frio, a não ser que use um termômetro. Não precisa ser exato, mas **certifique-se de que a água não esteja muito fria.**

Se estiver, adicione um pouquinho de água quente e verifique de novo. Se estiver muito quente e você já estiver usando água fria, aí complica. Sei no que você está pensando: gelo!

Os atletas usam banhos de gelo por dois minutos para reduzir lesões musculares graves. Mas gelo é chato. Você tem de fazer ou comprá-los, carregá-los e esperar até que alterem a temperatura da água. Chato!

Somente quem estiver em lugares de clima muito quente não conseguirá água na temperatura ideal. Não quero complicar muito. **Toda água, equilibrada com a mesma temperatura do ar, vai ajudá-las a perder calorias rapidamente.** Faça o melhor com aquilo que tem.

Espere

Um *timer* de cozinha, um relógio digital ou telefone celular servem para controlar o tempo. Certifique-se de que o alarme esteja alto o suficiente. É fácil perder a noção do tempo quando você está nadando! Coloque o relógio em algum lugar em que possa vê-lo.

Fogo!

Coloque um pé de cada vez na banheira (nada de pular de uma vez só com os dois pés!). Acione o *timer* e fique parada, em pé. Você vai pensar: "Esse Venice está falando sério?". Sim! Vamos lá, não se acovarde. Estivemos na lua e voltamos (verdade, em uma roupa quentinha).

Todas vocês, *Ondas*, *Fogueiras* e *Terremotos*, farão o mesmo aquecimento, ou melhor, esfriamento. Isso significa que todas ficarão paradas aí, de pé, por dois minutos. Tire um pé da banheira e você sentirá que se aquece. Coloque de volta!

Não sinto minhas pernas

Quando o *timer* atingir dois minutos, anime-se. Você vai se sentar na banheira. Se fizer isso lentamente, como uma pessoa com problemas nas costas, o frio na parte de trás pode assustá-la. Sente-se rápido, como uma criança quando brinca de dança da cadeira.

O primeiro choque de frio vai passar em poucos segundos. E depois vem a ondinha na água que sua sentada produziu. Avisei para sentar rápido! E essa água fria em cima das coxas e ao redor de sua barriga... você vai querer desistir, mas aguente firme!

Deite-se e pense em UAU

Algumas de vocês não darão este próximo passo, ou porque não é parte do plano escolhido ou porque não se sentem prontas (ou porque têm medo). Se você tem boa saúde e tem se cuidado, vai se sentir bem.

Então, suas pernas já estão na água por mais de cinco minutos. Algumas de vocês estarão pensando: "Não posso apenas ficar assim?".

Claro, não estou aqui para forçá-las a nada, mas os benefícios podem ser maiores.

Quando chegar a cinco minutos, *deite*. A velocidade em que você faz isso é importante. Não faça rápido (como se sentou) ou poderia machucar a cabeça ou criar ondas duradouras que poderiam incomodá-la por muito tempo.

Deite em velocidade média. **É necessário coragem**. Nesse momento, você vai se orgulhar de suas pernas e perceber a quantidade de estímulo de que necessitam para acordar e perder gordura.

Seja forte. Tal como a primeira vez em que você se sentou na banheira, o choque do frio começa a se reduzir na medida em que seu corpo acende seus mecanismos de aquecimento. Na parte superior do corpo, isso toma mais tempo. Muitos receptores de frio vão gritar "SAIA AGORA!".

Depois de 30 segundos, essa sensação de frio vai se reduzir. Ela ressurgirá toda vez que a água se movimentar e passar por seu corpo. Isso porque a água que está próxima a seu corpo já está mais aquecida. A nova água ainda está fria e você *vai* sentir a diferença.

Dependendo do tamanho de sua banheira e de seu tamanho, você vai estar coberta de água ou seus joelhos estarão de fora. Deixe a parte de trás de sua cabeça se molhar, a maior parte do pescoço e um pouquinho da cabeça. Que problema tem se parte do seu cabelo se molhar?

Se você é muito grande para a banheira, terá de descobrir um jeito de fazer isso. Desloque-se para que todo seu corpo tenha contato com o frio. No começo vai ser difícil e você vai ficar tensa, mas depois até vai gostar do frio!

Você notará que, se mover os braços, a água vai fluir para cima e em torno deles, encontrando novos lugares para espalhar o frio. **No fim, seu corpo terá perdido tanto calor que a água já não estará tão fria.**

Se você foi atenta e usou um termômetro, vai ver que a água estará dois ou mais graus acima em relação a quando você entrou. E, pouco antes de sair da banheira, vai notar uma sensação estranha.

Vai sentir um aquecimento, já que seu corpo elevou a produção de calor ao máximo, mas continua a perder mais pela pele. Se você ainda sente frio e treme, fique *calma*, mantenha o foco e saia da banheira com cuidado. Pode ser que esteja tremendo.

Vista algo leve ou o que precisar se tem planos para logo em seguida. Escute. **Não tome um banho quente logo depois. Isso estressa seu corpo ao limite e pode gerar desmaios.**

Vista-se e movimente-se, mas não se aproxime da torneira de água quente. Claro que pouco tempo depois você vai se sentir bem. Não estou dizendo para que nunca mais lave as mãos com água quente! E, para os curiosos, a água quente não desfaz o efeito da água fria, apenas traz dor.

Banhos frios aumentam a produção de adrenalina e noradrenalina (epinefrina e norepinefrina). Eles estimulam seu **sistema nervoso central**. Se você tomar um banho frio à noite, essas substâncias atrapalharão seu sono. Para as mulheres que estiverem menstruadas, ou conforme vão ficando mais saudáveis, a sensação pode ser diferente. E a temperatura de sua cidade ou de seu banheiro afetarão como você se sente. **Fique alerta**, *mude* as coisas se achar necessário. Você é quem manda, mesmo quando está nua.

Este capítulo pode parecer complicado, mas, depois de algumas tentativas, você verá que é de fato simples. O importante é ser cautelosa e garantir sua segurança, introduzindo essa técnica sem se assustar. É importante que você pelo menos tente.

E se você realmente não conseguir

Como eu disse antes, **você nunca deve se sentir obrigada a fazer nada**. Se a ideia de tomar banho frio a assusta, não desista de todo o plano. O primeiro passo é tentar tomar um banho um pouco mais frio do que você normalmente gosta.

Isso também ajuda, já que **a água carrega calor do corpo para longe rapidamente, fazendo você queimar mais calorias**. Se você não puder mesmo levar isso adiante, espere até que o clima esteja mais quente e tente de novo. Enquanto isso, **prossiga com o restante do plano**.

Enxugue as lágrimas

Enquanto você estiver no banho, pode querer se distrair ouvindo música ou rádio. Se quiser, poderá adicionar a seu banho uma **escovação corporal**. Nosso corpo tem uma espécie de segundo sistema sanguíneo chamado "**sistema linfático**". Esse sistema carrega nutrientes pelo corpo. Os banhos frios já impulsionam a circulação, mas a escovação corporal pode aumentá-la mais. Embora a pesquisa seja limitada, e difícil de realizar, muitos acham que a escovação realmente ajuda as coxas.

E, para melhorar, quero dizer que aumenta a suavidade delas e *pode* até reduzir aquele problema que nos faz cair em lágrimas: a celulite. Isso é um assunto completamente diferente, mas vale a pena mencionar aqui. Você precisa de uma escova de corpo, e sempre **escove *no sentido* do coração**.

Em termos práticos, deitada na banheira, você não pode alcançar suas pernas (dos tornozelos aos joelhos), porque teria de tirar o corpo da água. Mas você pode escovar suavemente a partir dos joelhos para cima, as coxas, até sua cintura, em direção a seu coração.

Você pode escovar os braços também. A partir dos pulsos, escove em direção ao cotovelo, ao longo de seu braço, sobre seu ombro, e levemente em seu peito. Faça uma massagem suave. Escovação suave, constante e com um ritmo agradável.

Tempo máximo

Onda

2 minutos de pé
8 minutos sentada

Fogueira

2 minutos de pé
3 minutos sentada
5 minutos deitada

Terremoto

2 minutos de pé
3 minutos sentada
10 minutos deitada

Guia de temperatura da água (para todos)

Semana 1 – objetivo: 20 °C
Semana 2 – objetivo: 19 °C
Semana 3 – objetivo: 18 °C
Semana 4 – objetivo: 17 °C
Semana 5 – objetivo: 16 °C
Semana 6 – objetivo: 15 °C

Lembre-se: 15 / 15

NÃO entre em uma banheira com a temperatura da água inferior a 15 °C.
NÃO fique mais que 15 minutos num banho frio.

Já para o chuveiro

E se você não tem uma banheira? Tudo vai ser mais fácil para você? Claro que não! Se você é corajosa o suficiente e quer tomar esses banhos emagrecedores, só existe uma opção: entre no chuveiro. E lembre-se: se você não tem uma banheira, nem tudo está perdido. Tudo o que fizer você se sentir fria, isto é, abaixar a temperatura do termostato (ou andar por aí pelada), ajuda.

Ok, admito, algumas coisas são realmente terríveis. Mas quero que saiba que esse recurso, do banho em água fria, não está ao alcance apenas daqueles com casas com banheiras.

Tudo o que você leu sobre as banheiras (espero que tenha lido tudo) também se aplica ao chuveiro. **Verifique antes com um médico se você pode fazer isso de forma segura.**

A abordagem em relação aos chuveiros, entretanto, tem alguma diferença. Uma delas é que, se você se arrepender, é mais fácil sair! Eu sugiro que você obtenha um termômetro, um *timer* e um tapetinho que não a deixe escorregar.

Comece quente

Entre no chuveiro na temperatura *normal*, relógio à vista, e fique por um minuto assim. Certo, pode ser chato, mas se você for esperta aproveitará esse tempo para lavar seu cabelo (embora algumas mulheres gastem toda uma tarde fazendo isso!).

Esfrie

Depois de um minuto, diminua o termostato, esfriando a água. Se você não tem um termostato, fixe o termômetro perto do chuveiro para que possa ir medindo a temperatura (nesse momento suas axilas começarão a reclamar da temperatura) e deixe-a assim por dez segundos. Verifique a temperatura.

Quando você *iniciou* o banho, a temperatura deveria estar entre 30 e 38 ºC, dependendo do que é ideal para você. **Seu objetivo é gradualmente diminuir a temperatura, minuto a minuto, até chegar a 20 ºC.**

É demorado, eu sei. Em termos práticos, deve levar uns cinco minutos até chegar perto dos 20 ºC. **Pode ser que leve menos tempo, ou mais, mas o importante é fazer devagar**.

Você pode estar pensando: "O que é diminuir o termostato 'um pouquinho'?". Não tenho resposta para essa pergunta, já que nunca tomei banho na sua casa e não sei que tipo de chuveiro você tem. Você terá de ir experimentando e usar o bom-senso. Verifique como pode controlar seu chuveiro.

Já deu?

Quando chegar aos 20 ºC, não diminua mais a temperatura. Na banheira é mais fácil manter a temperatura da água, mas no chuveiro, dependendo da altura em que está e como a água é corrente, o calor de seu corpo se dissipa *rapidamente*. **Lembre-se disso**.

Eu diria então para você ficar debaixo da água a 20 ºC por *no máximo* três minutos. Sei que isso parece ser nada. Espere só até tentar! E eu não ficaria três minutos já de primeira. **De sete a dez dias, vá gradualmente chegando a esses três minutos. Comece com 30 segundos.**

Os limites de tempo que existem para a banheira servem para os chuveiros e até com mais rigor. **Não se aqueça depois com água quente. Isso pode ser perigoso e fazer com que você desmaie**

rapidamente. É mais seguro sair (a qualquer momento, se necessário) e se enrolar numa toalha ou roupão.

Repetir toda a sequência em seguida é uma má ideia, porque a mudança repentina de temperatura, para cima e para baixo, confunde seu cérebro e faz a corrente sanguínea ficar como um maremoto. **Uma segunda sessão, depois de oito horas (começo da noite), é seguro, se você realmente quiser.**

PARA CHEGAR AO UAU...

UAU 6 Só tome os banhos frios se estiver com boa saúde.

UAU 5 Os banhos frios fazem você perder calor e aumentar o gasto calórico.

UAU 4 Use os guias de tempo para permitir que seu corpo se acostume aos poucos.

UAU 3 A temperatura mínima da água deve ser de 15 ºC.

UAU 2 Não fique na banheira por mais de 15 minutos.

UAU 1 Se não conseguir tomar os banhos frios, não desista de todo o programa.

UAU! **Use um tapete para não escorregar, um termômetro e um *timer*!**

Ouro negro

Você agora entende como um banho frio ajuda a queimar mais calorias durante todo o dia. Neste capítulo, vou falar sobre como maximizar os benefícios do banho movimentando-se. Mas, antes disso, ainda há tempo para uma bebida rápida!

Café. Legal? Eca? Algo que gente velha bebe? Não importa, apenas queremos queimar gordura! E o café pode ajudar. É um produto natural, barato e mágico. Se você usá-lo da maneira *certa* e no momento *certo*, ele *realmente* ajuda.

O segredo é a **cafeína**. Sim, exatamente isso. A cafeína estimula o sistema nervoso central (como os banhos frios), que é o que controla a maior parte de nossos movimentos e atividades elétricas. Quando você recebe isso no estômago vazio, ele diz para seu corpo queimar gordura muito mais rápido. Como?

A cafeína faz as células de gordura se abrirem e esvaziarem sua gordura na corrente sanguínea. A partir daí, a gordura pode ser transportada para os músculos. Uma vez que chega aos músculos, eles usam esse combustível líquido gorduroso para funcionar. Você começa a emagrecer!

Se você tem cafeína no corpo e *não* processa essa gordura flutuante, você vai criar problemas. Não utilizada, essa gordura acaba reagindo com o ar e se "enferruja" nas artérias. Seu coração odeia isso.

Mas, ao combinar a cafeína com atividade física, você obtém o efeito oposto. Você está esvaziando sacos de gordura e queimando lixo! O efeito da cafeína dura de cinco a seis horas. Isso é um terço de suas horas acordada.

A cafeína tomada no início do dia tem muito tempo para perder seu efeito estimulante sobre o cérebro. Algumas pessoas a eliminam de seu sistema rapidamente, outras, lentamente. Contanto que você não a ingira depois das 16h, seu sono não será prejudicado.

A melhor forma de consumir cafeína é em líquido. Os líquidos são absorvidos pelo corpo mais rapidamente do que os sólidos, e também mais rápido do que as pílulas. Este é o ideal, já que depois o benefício durará mais tempo.

O lugar mais certo para encontrar a cafeína é em uma **xícara de café**. E também na de chá, mas em uma concentração mais baixa. Para obter a quantidade adequada, você teria de beber muitos copos e, no processo, tomaria mais água do que um camelo sedento!

Como a cafeína é conhecida por seu efeito de nos manter ativos, você já deve estar planejando encontrá-la em outro produto. Espere um pouco. Bebidas com cafeína que aumentam sua energia não são apropriadas para a queima de gordura. Por quê?

Bem, você precisa de cafeína, mas não precisa de açúcar ou adoçantes artificiais. Lembre-se: se há combustível no tanque, seu corpo *não* vai queimar gordura corporal. Então, isso significa um café forte e amargo para você!

Sem açúcar e sem leite. Ou seu corpo saberá que os alimentos estão chegando. Isso liberaria um hormônio chamado "**insulina**", cujo trabalho é fazer "a distribuição de alimentos", empurrando-os para o armazém (células de gordura e células musculares).

Se *entra* alimento em seu corpo, ele então sabe que não há sentido em *liberar* os estoques (gordura corporal). Ele considera: "Calorias estão chegando, então vamos guardar nossos estoques para um dia chuvoso". Sensível, mas irritante!

Assim, o que vale é o café preto. Os adoçantes artificiais não têm calorias, mas convencem, por meio de sua doçura, que alimentos estão a caminho. Eles se comunicam com o cérebro, que recebe insulina, e todas as suas células de gordura voltam a dormir! **Evite todos os adoçantes.**

Café preto e amargo pode não ser sua bebida favorita, e pode ser pior quando muito quente. Talvez você possa prepará-lo antes do banho e deixar esfriando enquanto está no banho frio. No momento em que você sair, vai até gostar de tomar algo morno!

Se você realmente não suporta o gosto do café, compre cafeína em pílulas. Elas são mais lentas do que o café líquido (cápsulas são mais rápidas do que os comprimidos), mas pelo menos você vai saber exatamente quanta cafeína está ingerindo.

Uma xícara de café tem cerca de 100 miligramas de cafeína, e o café filtrado é mais forte do que o solúvel. Só para você saber, uma xícara de chá contém 40 miligramas, uma lata de Coca-Cola tem a mesma coisa, e uma bebida energética tem ao redor de 80 miligramas.

Uma pílula de cafeína pode conter 200 miligramas. **Tome até 200 miligramas de cafeína por dia.** Mais do que isso, incentivaria várias idas ao banheiro e a deixaria muito agitada. Doses elevadas poderiam causar insônia ou batimentos cardíacos irregulares (ruim).

A combinação do jejum pela manhã, o banho frio e mais a cafeína é uma poderosa arma. Quando você seguir esses métodos, e os do próximo capítulo, vai queimar gordura mais rápido do que nunca. Parece complicado, mas na verdade é fácil de começar.

Embora o café esteja por aí há anos, não significa que não seja um queimador de gordura eficaz. É tudo questão de *tempo*. A maioria das pessoas não usa o café como um remédio. Elas bebem, mas não se exercitam depois.

Misturado com leite e açúcar ou adoçantes, além de um *pedaço de bolo* ou três, o café se transforma em uma droga inútil! Ele realmente tem uma química com uma dupla personalidade. É por isso que ele não é visto como um recurso para aqueles que procuram perder gordura.

PARA CHEGAR AO UAU...

UAU 6 A cafeína estimula o sistema nervoso central.

UAU 5 Isso faz com que você queime mais gordura corporal como combustível.

UAU 4 Uma xícara de café é a maneira mais fácil de obter cafeína.

UAU 3 A cafeína não vai funcionar se houver calorias junto com ela.

UAU 2 Se você odeia café preto, use pílulas de cafeína.

UAU 1 Tome até 200 miligramas de cafeína pela manhã.

UAU! **A cafeína funciona, então comece a tomá-la amanhã corretamente!**

Dê lugar aos exercícios

Exercício é uma moda do passado! Para algumas pessoas, essa palavrinha que começa com "e" possui uma má reputação e, às vezes, é fácil entender por quê. Somos apresentados aos exercícios na escola, onde a tendência é que sejam sérios, tediosos e por vezes até usados como castigo!

Esqueça tudo isso. Seu corpo não liga para "exercício" também. Seu corpo gosta é de se manter em movimento. Os cientistas que têm acompanhado cuidadosamente as pessoas naturalmente magras e seus hábitos diários sabem disso. Eles notaram que aqueles que mais se movem são mais magros. E aqueles que quase nunca se movimentam tendem a ser mais gordos. Claro que este é apenas um elemento, mas um bem importante.

Cientistas descreveram sua descoberta como "o fator inquietude". Obviamente esse nome estranho não tem muito apelo com o público. Então, nos últimos 20 anos, cientes de que às vezes as pessoas têm medo da palavra que começa com "e", os cientistas apareceram com outra palavra: "atividade". Atividade? Já dá para perceber por que os cientistas são melhores em descobrir do que em explicar! É talvez pior que "exercício", e, para a maioria das pessoas, não explica claramente o que fazer. Deixe a palavra atividade para o jardim de infância!

Eu vou sugerir outra coisa e prometo que não vai começar com uma vogal. Essa palavra descreve a verdade por trás daquilo que cientistas descobriram e simplifica a única coisa que temos de lembrar: **movimento**.

Você deve estar pensando: "Isso?". Não ria por ser algo tão simples, porque a simplicidade é bonita. As empresas adoram vender coisas complicadas para você. Coisas complicadas às vezes parecem fórmulas mágicas. **Seu corpo não acredita em dietas supersticiosas.**

Ele acredita nisto: toda vez que você move um músculo, ainda que seja apenas para piscar o olho, você gasta energia. Não se preocupe, não estou sugerindo que você fique piscando para emagrecer, porque isso geraria uma reação negativa nas pessoas, e não a reação de UAU que estamos buscando.

Os movimentos necessitam de energia e isso é tudo o que seu corpo sabe. Essa energia pode vir de calorias de comida nova (ou seja, da geladeira, do supermercado ou de lanchonetes de *fast-food*) ou de calorias de comida estocada (ou seja, coxa gorda, bunda gorda, *tudo* gordo!).

Se você está lendo isto em um e-book, pense nesse aparelho que você está usando. Em algum momento, a bateria vai acabando e você conecta um cabo e carrega-o de energia. Os movimentos são a maneira que temos de descarregar as baterias (calorias) de propósito. São parte de um processo natural.

Não? Ok, lembre-se da analogia do carro. Nós dissemos que colocar gasolina num posto é como ingerir comida. E que seu sangue, fígado e músculos são como o tanque do carro que recebe a energia das comidas ingeridas.

Há mais coisas, porém. A gordura armazenada no corpo é como o tanque de reserva escondido. Infelizmente, a gordura do corpo nunca está escondida. Essa reserva de energia possui, entretanto, mais energia do que todo o resto combinado.

Cada meio quilo de seu corpo contém 3.500 calorias. Três mil e quinhentas. 3-5-0-0. Eu disse que seu corpo não espera achar comida facilmente! Agora você pode avaliar quão importante é certificar-se de que essa reserva de energia seja usada (ou seja, café da manhã é para os fracos!).

Então, qual a melhor forma de usar essa reserva? Fazer qualquer coisa que a force a se movimentar. É bobeira isso? Não! Essa é apenas uma das quatro ideias básicas nas quais eu gostaria que você pensasse. Elas vão ajudá-la a decidir que tipo de movimento é bom para você.

1 - Movimentar-se é emagrecer

Se seu corpo está se movimentando, ele está feliz. E ele não sabe onde você está quando você faz isso. Você poderia estar na rua ou correndo em uma academia, e seu corpo não notaria a diferença. Ele só sabe o mais importante: você está se movendo.

Essa ideia vai ajudar você a perceber que, quando você não puder fazer sua forma preferida de movimento, não precisa ficar chateada. Tente outra coisa nesse dia. Seu corpo só fica chateado se você não faz nada. Simples.

2 - Mover um dedo queima calorias

E eu não quero que você apenas mova seus dedos das mãos e dos pés, embora ajude! Quer dizer, **quanto mais músculos você usa a qualquer momento, mais calorias você vai queimar**. Essa ideia é tão lógica que é verdadeiramente incrível como muitas pessoas parecem fazer o oposto.

Por exemplo, se você fizer abdominais, estará usando *uma pequena quantidade de músculos*. Portanto, só queimará *uma pequena quantidade de energia*. Mesmo que você faça milhares, ainda estará queimando pequenas quantidades de energia a cada vez. A gordura sobre os abdominais não vai mudar.

Mas digamos que você se sente em uma cadeira e se levante, o que usa *muitos* músculos. É isso mesmo, nossa favorita *dança das cadeiras* queima muitas calorias! Assim, em qualquer instante, quanto mais músculos você movimenta, mais calorias pode queimar.

Deixe-me dar exemplos melhores do que jogos de salão. O ciclismo usa as pernas, músculos grandes que usam uma quantidade razoável de calorias. Na caminhada, você utiliza braços, ombros, barriga, peito, costas *e* pernas! **Mais músculos é igual a mais calorias.**

Você tem o poder de definir quais movimentos funcionarão melhor para você. Você também pode perceber que usar seus braços para segurar-se ao caminhar numa esteira significa queimar menos calorias do que poderia. E que, quanto mais você dançar, mais calorias vai queimar!

3 - Mais rápido não significa melhor

Tecnicamente falando, se você mover seus músculos mais vezes por minuto, estará queimando mais calorias por minuto. Movimentos mais rápidos aumentam seu gasto calórico após o exercício.

Mas movimentos mais rápidos também são mais difíceis para coração, pulmões e músculos. Para mover-se rapidamente, seu corpo precisa puxar grandes quantidades de oxigênio, e absorvê-lo rapidamente. Seu coração acelera, você respira muito mais rápido e seus músculos podem gritar.

Para obter bastante oxigênio em seu corpo, você precisa estar em forma. Quanto mais em forma você estiver, mais seu corpo pode lidar com movimentos de alta velocidade. Mas a questão realmente importante é: você precisa estar em forma para queimar calorias? Não.

Por exemplo, se você correr, andar ou rastejar um quilômetro, ainda vai queimar mais ou menos o mesmo número de calorias. De volta a nossa analogia do carro! Visualize duas bandeiras separadas por um quilômetro de distância. Para dirigir de um ponto a outro sempre se usará a mesma quantidade de gasolina.

A única pequena diferença é que, se dirigir rápido (mover rapidamente seu corpo), você se aquecerá um pouco mais, e esse pouco mais de calor significa que você vai queimar um pouco mais de gasolina (calorias) mais tarde. Mas é realmente uma pequena diferença em termos de queima de gordura total.

Movimentar-se rápido faz você entrar em forma, mas nós estamos aqui pela gordura. Se você se move rápido, pode queimar menos calorias em geral do que quando se movimenta mais lentamente e por mais tempo.

Velocidade normal em movimento, sobretudo se você é nova nas atividades físicas, evitará que fique se sentindo muito cansada depois. Para algumas pessoas, praticar algo em uma intensidade superalta pode fazer você pifar, e depois mal conseguirá se mover, o que é pior do que não fazer nada!

Conforme você for perdendo gordura, seu condicionamento físico começará a melhorar e, por fim, poderá se mover mais rápido. Quando você puder movimentar vários músculos rapidamente e por um longo tempo, vai usar grandes quantidades de energia. Até então, relaxe e caminhe devagar!

4 - Faça o que a deixa feliz

Esta é a coisa *mais* importante. Você pode conseguir fazer todas as outras coisas, mas, se a forma como você se movimenta não é adequada a seu ritmo, não vai poder fazer tudo certinho. Assim, encontre o que a anima (ou, se você realmente odeia movimentar-se, encontre o que a deixa menos deprimida!).

Algumas pessoas se adaptam a formas mais divertidas de se movimentar, como dançar. Outras preferem sentir o progresso e usam máquinas ou equipamentos eletrônicos que exibem como estão indo. **A única coisa importante é que seja a forma de movimento que mais lhe convém.**

Seu corpo pode ser adequado para um tipo específico. Por exemplo, os que não gostam de caminhar podem preferir uma máquina de *step*; os que suam muito, podem preferir a natação. De novo: faça o que lhe convém.

Movimentos que usam muitos músculos

Caminhar ou correr
Dançar (sobretudo dançar loucamente!)
Máquina de remo
Equipamento de *step* programado com circuito
DVD de exercícios (somente se ele tiver movimento mesmo!)

Movimentos que usam alguns músculos

Ciclismo
Equipamento de *step*
Bicicleta ergométrica (pedalar sentada)

Movimentos que usam poucos músculos

Pular corda
Trampolim
Abdominais

Mova-se e pronto!

Então você se levantou, tomou um banho frio, uma xícara de café e deixou o café da manhã na prateleira. Agora você precisa se mexer! Mas como e quanto você precisa fazer? Bem, uma quantidade de tempo significativa durante as seis semanas, mas talvez não tanto quanto você pensava.

O primeiro Período de Movimento, vamos chamá-lo **pem 1**, deve realmente ser concebido para tirar vantagem da manhã. Isso significa escolher o tipo mais eficaz de movimento para você, e fazê-lo pelo maior tempo possível.

O tempo mínimo para pem 1 é de 30 minutos. Embora cada minuto gasto movendo-se pela manhã vá ajudar você a queimar gordura, menos tempo seria realmente desperdiçar uma oportunidade de ouro. E 30 minutos prepara bem o corpo para o que vem depois.

ONDA – pem 1: **30 minutos**
FOGUEIRA – pem 1: **45 minutos**
TERREMOTO – pem 1: **45 minutos** (o mesmo que **FOGUEIRA**, e isso não é um erro de digitação!)

Alguém pode estar se perguntando se pode fazer mais do que isso. As quantidades são precisas, mas não soam bem. Elas foram pensadas para que *você* fique "bem"! Foram projetadas levando em consideração outras partes do plano.

Mas, se você quiser fazer mais, ótimo. **Só não ultrapasse 60 minutos para um pem 1.** Pode ser difícil agendar e poderia fazer mal ou entediar demais. Também poderia afetar o equilíbrio que o resto do plano tem para você.

Ir além de 60 minutos pode gerar problemas. Quanto mais avançamos, mais nosso subconsciente percebe quanto estamos trabalhando. Sua mente literalmente tenta proteger seu corpo desse esforço.

Se você puder, faça sua sessão de movimento ao ar livre, com a luz natural, especialmente luz da manhã, entre 8 e 9 horas, que redefine seu relógio biológico interno e estimula sua produção de vitamina D. A luz pode até aumentar a produção dos hormônios que a deixam feliz!

E aqui vai uma observação para aquelas que acordam com uma superfome. Se você acorda *desesperada* por comida e pensa "de jeito *nenhum* eu saio sem tomar café da manhã", pense novamente.

Assim que você começar a se mover, o corpo começará a se concentrar nisso e vai diminuir seu apetite. Experimente.

Conselho muito importante para depois do pem 1

Quando você tiver concluído seu movimento pela manhã, o que fizer depois é muito importante. **Você não deve comer durante três horas**. É claro que pode beber água, mas só isso. Nada de bebidas esportivas, lanches, barrinhas de cereal, *shakes* e, óbvio, nada de café da manhã!

Quando você faz o corpo se movimentar, muitas boas mudanças químicas ocorrem. **Você vai manter a queima de gordura corporal até a hora de comer.** E isso não significa que nunca comerá novamente! Isso seria um desastre. Fará mais sentido no próximo capítulo.

Basta lembrar que, assim que você come, seu corpo *sente* e sabe disso. Ele, então, imediatamente vai parar de queimar gordura corporal e vai queimar o que você comeu. Mas por que não queimar gordura ao máximo?

E nos fins de semana?

Se seu corpo ouvisse essa pergunta diria "e nos fins de semana?". Os humanos inventaram os dias de semana, de segunda-feira a sexta-feira, para tornar nossa vida mais ordenada. E nós inventamos o fim de semana também!

Então, o que isso significa? Significa que, se uma técnica funciona, não há nada de errado em usá-la todos os dias, *incluindo* fins de semana. **Este é o ponto onde muitos planos dão errado.** Eles sugerem "dias de folga". É bom na teoria. Mas nós não usamos teorias!

Eu poderia fingir e dizer que dias de folga são necessários para sua mente. Mas eu não vou. **Durante essas seis semanas, não há dias de folga.** Se você ficar doente, descanse. Mas, se não for assim, você simplesmente vai parar por conta de uma convenção.

Na verdade, muitos dos benefícios deste livro funcionam bem para 24 horas. Não é por acaso. O sono tende a repor o material. Tudo isso não significa que você está com a vida presa a um plano, mas por um curto período tem de fazer as alterações apropriadas.

Use todas as técnicas do livro, todos os dias. Às vezes a realidade *atrapalha* nossos planos, e isso acontece, ok. Contanto que você admita que está parando por causa da vida e não porque "ah, sábados não contam!".

E não pense que pem 1 é apenas um código! Ele tem continuações que compartilham o primeiro nome, pem 2 e pem 3! Eles são importantes e precisam cada um de seu espaço próprio (veja outro capítulo). Até lá.

PARA CHEGAR AO UAU...

UAU 6 Seu corpo quer que você se movimente.
UAU 5 Faça de 30 a 60 minutos de movimento pela manhã.
UAU 4 Faça movimentos que envolvam diversos músculos.
UAU 3 Certifique-se de que é algo de que você realmente gosta.
UAU 2 Movimente-se todos os dias, ao menos que fique doente.
UAU 1 Não é necessário estar em forma para perder gordura.
UAU! **Depois de movimentar-se, não coma por três horas!**

Atenção aos intervalos

"Coma frequentemente" é uma frase que os especialistas sempre dizem. Talvez, ao escutar a palavra "frequentemente", a dica deles pareça soar científica. Infelizmente, a maioria confunde "coma frequentemente" com "coma mais"!

E isso é exatamente o que muitos fazem. Temos sido encorajados a acreditar que cada vez que comemos aumentamos nosso metabolismo e nossas chances de perder peso. Esse é mais um desejo que um pensamento, e está errado.

É tudo baseado *em uma teoria*. Quando você faz uma refeição, algumas calorias são queimadas pelo processo digestivo em si. Assim, em teoria, por comer pequenas refeições *mais vezes*, você perde calorias adicionais, pois faz digestão *mais vezes*.

Alguns cientistas, em um momento de criatividade, usaram as palavras "pastar" e "devorar". Eles nos encorajam a "pastar" durante todo o dia, talvez como uma vaca inocentemente arrancando a grama em um campo ensolarado. Ei, senhor cientista, nós não somos vacas!

E eles têm uma palavra de alerta: "devorar". Não coma grandes refeições ou você vai ficar gorda como um porco! Difícil forma de persuasão. Então será que eles estão certos? "Empanturrar-se" de alimentos significa que você é ganancioso e não tem boas maneiras?

De jeito nenhum. Para começar, as vacas podem ser "porcos", por vezes, e porcos geralmente têm uma má reputação de qualquer maneira! De fato, essa coisa de "pastar" e "devorar" não é como a maioria das pessoas entende os conselhos de "comer com mais frequência".

Vamos supor que você coma normalmente 3.000 calorias por dia, em três refeições de 1.000 cada. Daí dizem que você deve fazer pequenas refeições com mais frequência. Se você é como a maioria das pessoas, não dividiria, naturalmente, suas refeições em seis porções perfeitas, de 500 calorias cada.

Qualquer mudança nos hábitos alimentares é difícil, mas cortar calorias de 1.000 para 500 por refeição, seguir isso a rigor, é muito improvável. A maioria das pessoas tende a reduzir menos as calorias em cada refeição.

Você pode fazer uma redução de 1.000 para 750 calorias por refeição, mas como agora faz seis refeições no total, estará comendo 4.500 calorias por dia! **Isso é um aumento de 50% em relação ao que consumia antes de ouvir a tal teoria de "comer frequentemente".**

É verdade, *algumas* das calorias de uma refeição são usadas pela digestão. Mas daí a recomendar que a pessoa "paste" é outra história! A ciência muitas vezes fica muito animada com a teoria, e o público acaba virando seus porquinhos-da-índia.

Todos nós nos beneficiamos ao comer comidas mais saudáveis, em quantidades certas e em *menor* frequência. Eu percebo que a ideia de comer três refeições por dia parece antiquada. Sabe por quê? Ser gordo é um problema moderno!

Os cientistas que recomendam o consumo frequente se esquecem de levar em conta a questão de base. Nossa genética. E com isso estou me referindo aos estoques de gordura corporal em primeiro lugar. Preparem-se, agora é hora de voltar para a escola!

Antes que as coisas fossem como hoje, em que pizzas podem ser pedidas *on-line* e *freezers* podem manter o sorvete gelado no verão, nós tínhamos que ir atrás de nossa comida onde quer que ela estivesse. Estou falando de nossos "primos", os homens e mulheres das cavernas (animais de estimação da caverna também).

Eles nunca sabiam quando a comida ia aparecer, e isso, tenho certeza de que você vai concordar, é bastante assustador. E, obviamente, nem todos eram hábeis o suficiente para caçar um animal ou encontrar vegetação comestível. Então, a mãe natureza nos deu gordura corporal.

Agora, antes de amaldiçoá-la, pense nisso. Andar por horas em busca de alimentos *exige* energia. E de onde sairia essa energia, em primeiro lugar, se estamos à procura de algum alimento? Da gordura corporal! Essa foi a ideia de equilíbrio da natureza.

Você poderia pensar na gordura corporal, nesse sentido ancestral, como outra mochila de alimentos que se carrega em missões grandes. Lembre-se, cada quilo de gordura corporal contém 3.500 calorias armazenadas. Essa energia está armazenada, mas não deve, claro, ficar armazenada para sempre!

A gordura corporal existe para nos dar energia quando não estamos ingerindo nada. Isso só pode ocorrer quando permitimos intervalos entre as refeições. Quanto mais vezes você come, mais curtos são esses intervalos.

O maior intervalo será entre sua última refeição à noite e a primeira refeição poucas horas depois de ter feito o pem 1. Isso poderia somar até 16 horas, e durante esse tempo há queima de gordura constante. Seu corpo *adora* isso.

Comer para não sentir fome

Em primeiro lugar, o título desta seção é óbvio. Se você está com fome e come algo, sua fome vai embora. É tão óbvio que, durante anos, cientistas ou qualquer outra pessoa que come esqueceram-se de investigar mais profundamente por que isso acontece.

Não espere mais. Quando você come, seu corpo sente que os alimentos estão chegando, e ele libera uma substância química chamada **leptina** (palavra grega para *magro*). A leptina diz a nosso cérebro que já comemos o suficiente. Ele grita: "PARE!".

Entendeu? Vamos nos certificar... com outra analogia de carro! **A leptina é como um medidor de combustível.** Quando você enche seu tanque (começa a se alimentar), ele sente isso. Quando você tem combustível suficiente (alimentos), ele diz: "Pode parar de botar gasolina", ou seja, hora de parar de comer.

É por isso que é ruim comer rápido. Nosso medidor de gás leva 20 minutos para avaliar quanto está cheio. Às vezes, nós nos alimentamos tão rápido que, no momento em que o corpo se dá conta do que está acontecendo, já comemos todo um banquete!

De volta ao ponto. **Refeições aumentam a quantidade de leptina, mais do que fazem os lanches, desligando o apetite por mais tempo.** Outras coisas também reduzem o apetite, e falarei sobre isso em seções específicas. Por ora, é necessário entender que o melhor é fazer refeições.

Tem mais. **Novas pesquisas mostram que a leptina não só avisa ao apetite que ele deve diminuir, mas diz ao metabolismo que aumente.** É lógico. Uma vez detectado que você tem combustível suficiente, a leptina diz a seu corpo que comece a usá-lo.

Controlar seu apetite é crucial. Comer é o principal fator que afeta nosso peso e o apetite é o principal fator que afeta nossa escolha alimentar. Controlar seu apetite não significa passar fome! Nós só precisamos que ele funcione corretamente.

Se você tem problemas para controlar seu apetite, o motivo principal para isso é comer com muita frequência. Pare com isso hoje. Deixe isso para trás! **Comer com menos frequência é a primeira maneira de treinar seu apetite.** Você logo vai notar como poucas pessoas comem três vezes por dia.

Três refeições por dia são o ideal. São suficientes para garantir muita variedade em nossa dieta, permitem um intervalo suficiente que nos deixe queimar gordura entre as refeições e têm seu papel social. Compartilhar refeições, e não lanches, é uma das maiores alegrias da vida.

A propósito, não se deixe assustar por essas palavras. Eu percebo que alguns de nós temos um sentimento ruim quando lemos ou ouvimos a palavra "refeição". Pode significar ser forçado a sentar-se a uma mesa para comer coisas que você odeia, ou é algo que *sempre* é interrompido por importantes telefonemas!

Tal como acontece com a palavra "exercício", seu corpo não entende "refeição", portanto, fique tranquilo. Quando você vir essa palavra que começa com "r", pense que se trata apenas de comer e beber algo para seu corpo. Dê qualquer nome, apenas faça isso três vezes por dia!

Se você é nova nessa coisa de comer refeições, e só três vezes por dia, prepare-se para uma discussão com seu cérebro e seu estômago! **A maioria de nós come dez ou mais vezes por dia.** Acha que estou exagerando? Conte quantas vezes passam calorias por seus lábios.

Para ajudar você a se acostumar com esse novo padrão (que vai deixá-la linda!), esqueça o que vai comer nas refeições por alguns dias, apenas se acostume a fazê-las. **Acostume-se a fazer intervalos mais longos entre as refeições.**

Para espaçar as refeições, a maneira mais óbvia é dividi-las de forma igual, mas isso não é muito prático. Seja flexível, siga o fluxo do dia a dia. Sua primeira refeição será, provavelmente, em torno da hora do almoço tradicional. Finalmente o café da manhã!

A hora das outras duas refeições é com você. **Sugiro que sua última refeição seja cerca de duas horas antes de dormir.** No início isso pode ser difícil, especialmente se você está acostumada a comer e ir direto para a cama.

Se você é assim, *gradualmente* aumente o intervalo entre seu jantar e a hora de ir dormir. Pode levar uma semana, mas é importante. Você não quer ir para a cama sentindo fome, porque pode acordar e atacar a geladeira. Nada bom.

Mas você também não quer ir para a cama sentindo-se cheia. Leva tempo para se digerir uma refeição, mas eu não estou preocupado com a digestão da comida em si. Alimento não digerido é desconfortável, mas acaba sendo digerido. Evitar estar cheio é crucial por outra razão.

Nas primeiras horas depois que você dorme, seu corpo libera o hormônio do crescimento. Esse produto químico natural é superpotente. Ele aumenta a quantidade de outros produtos químicos bons, torna sua pele lisa e firme, reduz a gordura corporal e aumenta o tônus muscular. Tudo enquanto você sonha!

Pesquisas apontam que **esse aumento do hormônio de crescimento só ocorre se a quantidade de açúcar em seu organismo está baixa.** Ou seja, todos esses efeitos positivos só ocorrem se a quantidade de comida em seu organismo na hora de dormir está baixa. Por isso, planeje bem e faça o intervalo de duas horas.

Até agora, você entendeu que não existe essa coisa de "lanche saudável". *Nada* daquilo que dizem que você deve comer entre as refeições (frutas secas, nozes, barrinhas de cereal, iogurtes e frutas, por exemplo) é saudável. **Diga adeus ao lanche e curta os intervalos!**

PARA CHEGAR AO UAU...

UAU 6 Comer frequentemente nos faz comer mais de tudo.

UAU 5 Você só queima gordura nos longos intervalos entre as refeições.

UAU 4 Se você comer muitas vezes, não vai queimar gordura frequentemente.

UAU 3 O intervalo da noite é longo; portanto, use-o bem.

UAU 2 Refeições aumentam a leptina, que ajuda a controlar o apetite.

UAU 1 Não existe lanche saudável.

UAU! **Comece a comer três refeições espaçadas por dia!**

Apetite para o sucesso

Como vimos, o combo formado por pular o café da manhã, tomar banho frio, tomar uma xícara de café, movimentar-se e fazer intervalos entre as refeições faz todo sentido. Também sabemos que comer é o próximo passo. Mas o que colocar no prato?

Este livro tem o objetivo de fazer você se sentir ótima, e uma das coisas que pode atrapalhar seu caminho é um apetite que acaba ficando com o que você tem de melhor. Escolher o que comer parece ficar mais confuso conforme lemos, mas algumas coisas sempre funcionam.

Uma das coisas mais básicas que você precisa conhecer é a **proteína**. O nome vem do grego e significa a primeira coisa *mais importante*. Os gregos realmente escolheram uma boa palavra, já que a proteína afeta seu apetite e muito mais.

Proteína – coisa de meninos (aparentemente)

Pergunte à maioria das pessoas o que é proteína e elas dirão "carne". É isso, pronto. Alguém pode ser mais ousado e dizer: "frango", "*pepperoni*" ou "bife". Essas são apenas descrições de onde você pode conseguir proteína.

Mas o que é? Tudo no universo é feito de átomos, as menores coisas que encontramos. Se você junta alguns átomos, eles formam elementos; se você combina alguns destes, terá um **aminoácido**. Que assunto chato!

Pense nos aminoácidos como contas de uma joia: coloque algumas juntas e você terá um colar. Isso, minha amiga, é uma proteína, um colar. Agora, para uma mulher estar bem, acho que você vai concordar, ela necessita de muitos colares!

O mesmo acontece com o corpo humano. Nossa pele, nosso cabelo, unhas, órgãos, hormônios e até mesmo nossos *pensamentos* são feitos de muitos colares. Se tiramos toda a água de nosso corpo, mais ou menos 50% do que sobra são colares. Ou seja, 50% de proteínas!

Para manter sua coleção em bom estado, são necessárias muitas contas para os colares. O organismo não as fabrica, então temos de encontrá-las. Onde? No shopping, claro! Achamos contas e colares prontos na forma de alimentos. E como nas lojas em um shopping, algumas são melhores que as outras.

Para fazer os colares de que humanos necessitam, precisamos de oito tipos de contas. Talvez, imagine-as com as cores de um arco-íris, mais uma. Coma o suficiente dessas oito contas (não coma contas de verdade, por favor!) e você estará fazendo pelo menos a metade de seu organismo feliz.

Essas oito contas são chamadas "**aminoácidos essenciais**". São essenciais porque sem eles poderíamos, no fim das contas, morrer. E lembre-se: uma garota necessita de colares!

Como uma parte tão grande de nós é feita de proteína, precisamos manter um suprimento. Como nós, os animais são feitos de colares e contas. Se você come animais, está roubando (comendo) o estoque deles de contas e colares. Nós acreditávamos que a carne era nossa única fonte de proteína. Hoje sabemos que isso não é totalmente verdade.

A natureza sabe que alguns de nós somos péssimos caçadores ou não gostamos de caçar (vegetarianos). Então, mesmo alimentos de origem não animal contêm proteínas. Feijão, nozes e até mesmo vegetais contêm algumas, mas você deverá comer uma boa variedade.

Então, já sabemos que quase **metade de nosso corpo é feita de proteína**. A ciência já descobriu outras qualidades úteis e uma é superimportante: a **proteína ajuda a controlar o apetite**. E isso faz todo o sentido.

Metade de nós está se desfazendo constantemente: perdemos proteínas quando perdemos um fio de cabelo, quando sentamos e levantamos; perdemos células da pele ao colocar uma calça jeans. A perda de proteína é parte natural da vida e não para nunca. Nós devemos repor essa perda.

E como não podemos fazer mágica, temos de comer algumas. Seu corpo sabe bem disso. Ainda que cientistas não saibam por que, **eu tenho certeza de que o corpo procura proteínas, assim como a leptina busca calorias**.

Sabemos que, **se o corpo consome proteínas, o apetite diminui e permanece baixo por horas**. Ela faz isso melhor do que qualquer outro nutriente, incluindo as fibras, conhecidas por também moderar o apetite.

O mais importante de qualquer refeição é verificar se ela contém proteínas. Se sua refeição não tem a quantidade necessária, você terá mais fome e comerá mais. Sem falar que as proteínas são importantes para o cabelo, a pele e as unhas.

Quando selecionar uma comida proteica, o objetivo é escolher algo que contenha esse nutriente em alta quantidade. É pouco provável que você encontre proteína pura, mas *concentre-se* nela. Nunca conte as calorias ou gorduras em sua fonte de proteínas, apenas coma!

Cuidado com os molhos

Cuidado com os molhos na sua fonte de proteína. Em segundos, um simples molho pode transformar uma escolha correta em totalmente errada. É assim que algumas empresas arruínam o que poderia ser uma boa refeição – e também arruínam sua cintura!

Para dar uma ideia do que estou falando, pense nisto. Um pedaço de frango, preparado de qualquer forma, é feito basicamente de proteínas. E isso é ótimo. Mas adicione molho, qualquer molho, e tudo muda completamente.

O prato agora vai ter um terço de suas calorias formadas por carboidratos. E isso antes mesmo de você colocar carboidratos no prato! Você se surpreenderia se soubesse o que contém a maioria dos molhos.

Diga: você colocaria refrigerante em cima de seu frango? Pois esses molhos são piores que refrigerantes! Mesmo acompanhamentos tradicionais, como *croutons*, tendem a não ser tão tradicionais mais. Eu vi pelo menos um fabricante de *croutons* elaborar uma linha sem pão de verdade! Não estou dizendo que pão é uma coisa boa, mas vá lá!

Não estou falando de acompanhamentos naturais, como a pele do frango, mas de coisas feitas por nós. Use temperos básicos, como pimenta-do-reino, azeite de oliva, vinagre. Molhos como maionese e *ketchup* – ou à base disso – rapidamente arruínam o predomínio da proteína.

Mesmo cadeias de *fast-food* possuem boas refeições prejudicadas por molhos. Peça sem molho e adicione o seu próprio e quase sempre é uma boa pedida. Até mesmo no McDonald's.

Boas proteínas para não vegetarianos

Todas as carnes – incluindo bovina, frango, peru, cordeiro –, peixes – incluindo atum, salmão, bacalhau etc. – e ovos (quente, mexidos, omelete).

Boas proteínas para vegetarianos

Iogurte integral (não tome o desnatado), tofu (soja), lentilha, grão-de-bico, amendoim, amêndoas, a maioria das sementes e *whey protein* (um produto em pó vendido em lojas de suplementos alimentares).

Proteína em pó

Para algumas pessoas, aqueles que se exercitam ou vegetarianos, que às vezes ficam sem escolha, a proteína em pó é como um milagre em um pote (ou em um sachê). Se você usa alguns deles, prepare-se para ouvir críticas.

Alguns dizem que eles não são comida de verdade. Estão completamente errados. A *whey protein* é feita a partir do leite e, graças a um método de filtragem, fornece quase proteína pura, que é mais bem absorvida pelo organismo, mais do que qualquer outro tipo.

É tão útil que é inclusive usada em hospitais. Por exemplo, em pacientes com queimaduras, que perderam parte de suas proteínas (pele), o uso de *whey protein* ajuda na recuperação. É indicada em vários casos, inclusive para quem não pode digerir leite.

Claro que não vem com as quantidades de ferro encontradas nas carnes, ou os ácidos graxos essenciais encontrados em peixes, mas estes tampouco vêm com alguns nutrientes que estão na *whey protein*. Além disso, a maioria dos nutrientes será fornecida pelos vegetais e frutas.

Há outros tipos de proteína em pó, como soja em pó e até de ervilha. Estes não possuem o mesmo nível de absorção da *whey*, mas ainda assim são alimentos de verdade. **Ignore aqueles que fazem um julgamento raso de quem usa suplementos alimentares em pó.**

Se for usar um, simplifique e compre um de proteína apenas. Não se deixe enganar pela publicidade. Compre de uma empresa renomada e antiga no mercado e certifique-se de que:

- possua 70 gramas ou mais de proteína a cada 100 gramas do pó seco;
- possua 10 gramas ou menos de carboidratos a cada 100 gramas do pó seco;
- não contenha aspartame ou acesulfame K.

Quanta proteína?

A resposta técnica não é fácil nem interessante de ser lembrada! A maioria das pessoas não gosta de ler rótulos de produtos e, quando acha uma comida sem um, não a compra. Então, hora de sermos práticos e não entrarmos em termos técnicos.

Metade

Certamente, a esta altura, você deve estar craque em refeições e, pelo menos algumas vezes, você usa um prato para fazê-las. Se não, quero que você imagine um. Depois, mentalmente, quero que você divida o prato na metade. Fácil.

Em uma metade, você coloca uma fonte de proteína. "Metade?", você grita. Sim, metade. E eu disse que é uma forma simples de dividir o prato, e se for fácil você poderá manter isso. Aí temos uma coincidência: tanto metade de você como de seu prato são feitas de proteína.

Isso pode fazê-la pensar que está fazendo uma dieta em que metade do que come deve ser proteína. De jeito nenhum. As comidas proteicas não possuem apenas proteínas; portanto, não é tão verdade que 50% de seu prato é preenchido com proteína. Outros componentes de seu prato farão com que elas representem de 20% a 40% da refeição. Bem, esqueçamos os números.

O mais importante é que **um lado de seu prato esteja preenchido com alimentos proteicos.** Se você usar uma fonte líquida de proteínas e não souber quanto isso representa no prato, pense que uma xícara grande (350 ml) possui 20 g de proteína. Mas não coloque o líquido no prato, senão vai derramar tudo!

Outra coisa: certifique-se de que outras comidas não estejam no espaço destinado às proteínas. Lembre-se da definição grega de que as proteínas *são mais importantes*. Vamos ver daqui a pouco o que colocar na outra metade do prato.

Sei que esse meio prato de proteínas pode ser difícil de encarar. Segure firme. Sua primeira refeição é especialmente importante. Por quê? **O movimento aumenta o apetite, por isso sua primeira refeição é seu primeiro obstáculo contra ele.** Coma proteína.

Proteína: o par perfeito

A proteína aumenta a produção de calor no corpo. É difícil para o corpo processar, tendo que usar algumas calorias extras para isso. O efeito é pequeno, semelhante a comer as refeições frequentes, mas o gasto calórico é maior do que quando digerimos carboidratos ou gordura; e você precisa de proteína de qualquer maneira.

A maioria das pessoas consome dietas com níveis muito baixos de proteínas, há tempos. A proteína é o tipo mais caro de produto para as empresas de alimentos, por isso a maioria de nossa comida é composta de carboidratos e alguma gordura. **Quando você começar a aumentar a quantidade de proteína, poderá se sentir mais quente.**

A proteína está apenas fazendo o que sabe. Em uma analogia, ela é como o par perfeito! Faz você ficar mais quente, torna sua pele, cabelos e unhas bons de se ver, e faz você parar de procurar outras companhias (ela reduz o apetite!).

PARA CHEGAR AO UAU...

UAU 6 Metade de seu corpo é feita de proteína e se desfaz constantemente.

UAU 5 O corpo não fabrica proteína; portanto, devemos comê-la diariamente.

UAU 4 Uma dieta à base de proteínas ajuda a controlar o apetite.
UAU 3 Uma dieta à base de proteínas deixa a pele, as unhas e os cabelos lindos.
UAU 2 Encontre proteínas que não vêm com muitos carboidratos.
UAU 1 Coma proteína em todas as refeições.
UAU! **Coma as proteínas de que você gosta e preencha metade de seu prato com elas!**

A segunda metade

Certo, você já sabe o que colocar em metade do seu prato: proteína nele! A outra metade é mais complicada. A maioria dos cientistas não pode negar os fatos em relação à proteína. Mas quase todo mundo tem uma versão sobre as outras coisas.

Por que há tantos argumentos? É porque as pessoas estão tentando promover determinadas dietas ou produtos dietéticos? Talvez porque cada grupo realmente acredita no que pensa? Ou estamos confusos com as constantes afirmações da ciência? É uma mistura de tudo isso.

Então o que se deve fazer? Bem, não estou interessado em respostas antigas ou em vender determinados produtos. E a ciência não está me confundindo. Estou interessado em fatos e só naqueles que funcionam.

Carboidratos

Hidratos de carbono. Esse é o nome, mas no mundo de hoje os conhecemos suficientemente bem para chamá-los de carboidratos. Eles agora dominam completamente os supermercados, as geladeiras, os pensamentos e boa parte de nosso corpo!

Existem muitos tipos de carboidratos e eu poderia descrever todos eles (pare de suspirar!), mas não vou (pare de festejar!). Vou usar bons argumentos científicos. Os carboidratos podem ser feitos com uma peça, duas peças juntas, várias peças juntas ou um montão de peças juntas!

E quais são essas peças? **Açúcares.** A maioria dos carboidratos que ingerimos é feita a partir de um ou dois açúcares juntos. Açúcar não somente significa aquela coisa branca que você coloca em seu café. Na verdade, não faça isso em seu café!

Ok, é hora de você ouvir. **Os seres humanos não precisam de carboidratos.** Eu quero dizer zero, nenhum. Nada! Se você deixasse de comer carboidratos agora, não iria morrer. Na verdade, você viveria uma vida longa, sempre magra. Entretanto, pode ser chato. Ok, respire profundamente.

Como você já sabe, precisamos de proteína, ou acabaríamos desmoronando. E, como você vai descobrir, gorduras precisam ser ingeridas também. Mas carboidratos? Nós não precisamos deles. Como pode uma coisa tão gostosa como os carboidratos não ser necessária?

Combustível para o pensamento

Duas coisas em nosso corpo precisam de combustível. Nossos órgãos, incluindo nosso cérebro, e nossos músculos. Eles podem mover-se à base de **glicose**, uma peça do açúcar. Podemos obter glicose ao comer carboidratos e transformá-los em glicose. Os seres humanos podem fazer isso com qualquer tipo de carboidrato.

Os carboidratos de um *cupcake* transformam-se em glicose, os de uma cenoura também, e até se você lamber a parte de trás de um selo aquela cola contém carboidratos que se transformam em glicose! Glicose, também conhecida como **açúcar no sangue** (ou apenas pense em **carboidratos**) é o alimento mais comum para nosso corpo.

Mas, de alguma forma, a mãe natureza sabia que poderia haver momentos em que não conseguiríamos carboidratos. Talvez ela soubesse que a maioria de nós não é muito hábil para subir em árvores e pegar frutas! E talvez ela soubesse que o mau tempo, muitas vezes, dificulta a obtenção de carboidratos.

Então ela nos deu outra maneira de encontrar energia. Os músculos, como você sabe, podem queimar a gordura corporal. E, depois, há nosso fígado. Mesmo sem carboidratos, eles podem arrumar algo para o cérebro. Podem transformar a proteína dos alimentos em glicose. Um truque.

Para o segundo truque, o fígado leva um pouco de gordura e proteína de seu prato, além de um monte de gordura de seu bumbum, e transforma tudo isso em um combustível chamado **cetona**. Ele usa essa energia para si mesmo e dá parte para nosso cérebro, que funciona também de forma perfeita com ela.

Por milhões de anos, essa era exatamente a forma como a maioria dos seres humanos obtinha energia. Eles simplesmente viviam da gordura de sua própria barriga, da parte de trás das coxas, e de algumas calorias das gorduras e proteínas que comiam. Encontrar e comer carboidratos era raro.

Agora, as cetonas só aparecem quando a quantidade de carboidrato em nosso organismo está baixa. Por exemplo, elas apresentam-se de manhã, depois de um longo sono, e nos longos intervalos entre as refeições. Ou se você simplesmente mantiver carboidratos fora de sua casa! **As cetonas só aparecem quando os carboidratos vão embora.**

Deixe-me resumir, porque a ciência pode parecer complicada. Seu corpo pode ser mantido com três principais tipos de combustível:

Glicose: feita principalmente de carboidratos.
Gordura corporal: onde quer que você a tenha estocada!
Cetonas: feitas principalmente a partir de sua gordura corporal (onde quer que você a tenha).

A maioria das pessoas só queima carboidratos para obter energia. Onde quer que exista comida "ocidental", há carboidratos em alta quantidade, e eles bloqueiam a chance de que você possa usar as cetonas. Mas, se você nunca ouviu falar de cetonas, certamente elas não importam, certo?

NÃO, ELAS IMPORTAM, E MUITO! Relaxe, eu não estou a ponto de sugerir uma dieta sem carboidratos. Isso tem chance zero de sucesso. A maioria de nós gosta de sair e comer socialmente, e nosso mundo está cercado de carboidrato por todo os lados. Até nos selos para cartas!

Então minha aula de história antiga foi só para divertir? Não! Esse sistema da cetona existe dentro de *todos* nós, e é um truque tão bom que não podemos ignorá-lo. Se por um lado comer zero de carboidrato não é factível para os modernos habitantes das cavernas, o oposto também deve ser evitado.

Temos de ensinar nosso corpo a ser menos dependente de carboidratos. Noventa e nove de cada cem especialistas veem as cetonas como uma espécie de sistema de emergência. Estes são da família daqueles que dizem para não navegarmos muito longe para não cairmos fora do planeta. Seja uma daquelas que navega sem medo e percebe que, na verdade, **os carboidratos são destinados a ser nossa reserva**. É uma grande mudança no pensamento. Enorme.

Fomos literalmente projetados para dispensar nossas reservas de gordura corporal durante a maior parte do dia. Nós não fomos projetados para estar sempre incorporados a uma mercearia. Nós somos a mercearia! Para acessar nossa própria loja, o total de carboidratos deve ser baixo.

Então, qual é a quantidade certa? Bem, isso varia de pessoa para pessoa, dependendo de fatores como seus genes, e se seus músculos são saudáveis. Eu sei que você quer números!

E, para isso, você vai ter de lidar com números também. Até agora, não pedi a você para contar nada. E você nunca mais vai precisar contar calorias, percentual de gordura, ou mesmo proteína (só metade do prato). Mas, quando se trata de carboidratos, pelo menos, durante seis semanas, você vai precisar de alguma ajuda.

Não coma mais que quatro iPhones (ou Blackberrys)

É um conselho incomum, ou você já sabe que o plástico é difícil de digerir? Tenha paciência comigo aqui, há alguma lógica nessa loucura! Quando se trata de fixar um *limite máximo* para carboidratos, nós todos podemos fazer isso com uma simples imagem em nossa cabeça.

Assim como nós, nossos telefones foram crescendo. Os Blackberrys e os iPhones correspondem bem ao limite máximo de uma porção de carboidratos. Não tem um desses telefones? Eles ocupam o mesmo espaço de um DVD.

Em seu prato, imagine que você tenha dois destes telefones lado a lado, além de mais dois em cima deles. **Este é o limite máximo de qualquer alimento à base de carboidratos que você realmente precisa.** É aproximadamente o tamanho de dez DVDs empilhados.

Isso soa ridículo e não científico? É definitivamente não científico, mas definitivamente não é ridículo. Assim que estiver além das seis semanas, você precisará de um guia. Os críticos podem rir, mas o sucesso vem da praticidade. Fato.

Nesse montante, eu estou me referindo a alimentos que são principalmente carboidratos. **Não estou considerando carboidratos vegetais.** Os vegetais são supersaudáveis, são plantas que contêm muitos nutrientes, pouco açúcar, muita fibra, sabor gostoso, boas gorduras, variedade de cores, e até mesmo um pouco de proteína.

Coma vegetais, sem qualquer restrição*, desde o primeiro dia das seis semanas para UAU até seu último dia de vida!

Mas antes que você imagine carboidratos como telefones ou DVDs, você precisa de um pouco mais de precisão. E por enquanto você precisa olhar para os rótulos. É fácil. Você só precisa de um número. E deve segui-lo por seis semanas.

Carboidratos para dentro

Em poucas palavras, não estou pedindo para você calcular uma porcentagem dificílima. **Você simplesmente precisa saber quantos gramas de carboidratos está colocando em sua boca (exceto os legumes) por dia.**

Quase tudo o que comemos hoje tem um rótulo, e, se não o lemos, no Google é fácil descobrir do que os produtos que compramos são feitos. Você não tem de contar as calorias de sua proteína, de sua gordura ou de seus vegetais. Você só precisa estar de olho em seus carboidratos puros.

Uma vez que dominar isso por seis semanas, com uma variedade de alimentos à base de carboidratos, você vai ser capaz de se sentir poderosa. E, claro, você vai sempre ter como guia os iPhones ou Blackberrys, como um lembrete visual. Ou dez DVDs. Isto é, discos de DVD, e não caixas de DVD!

Então, chegamos aos valores sugeridos para as seis semanas. Algumas de vocês podem achar esses números fáceis, outras podem achar difíceis, pelo menos no início. Se você passar por cima deles em um dia, o mundo não vai acabar.

ONDA: até **120 gramas de carboidratos** (não conte vegetais) por dia.

FOGUEIRA: até **90 gramas de carboidratos** (não conte vegetais) por dia.

TERREMOTO: até **60 gramas de carboidratos** (não conte vegetais) por dia.

É superimportante que você fique *abaixo* desses totais diários. Não entre em pânico se tiver comido carboidratos demais em uma refeição. Controle-se depois e mantenha-se abaixo do total diário. Se você fizer isso, vai manter seu nível de insulina diariamente baixo também.

Devo explicar o que é insulina? É o hormônio que seu corpo libera quando você come carboidratos. O cérebro colhe o que ele precisa, e depois a insulina leva as sobras e as coloca nos músculos ou nas células de gordura.

Quando você está liberando insulina, isso significa que o alimento está sendo armazenado. E quando o corpo está *armazenando* comida, você não pode *liberar* alimentos (isto é, gordura corporal) ao mesmo tempo. É um ou outro. Quer isso ainda mais simples? Este é um exemplo de uma ótima segunda-feira:

Carboidrato de segunda-feira baixo = insulina de segunda-feira baixa = queima de gordura corporal de segunda-feira alta.

Domínio total

Manter a quantidade *total* de insulina baixa é simplesmente alcançar aquelas metas todos os dias. Isso quer dizer que você comerá 120 g se tiver escolhido o programa *Onda*, 90 g se estiver escolhido *Fogueira* e 60 g para aquelas do *Terremoto*.

SE VOCÊ QUER SER MAGRA, PRECISA SABER QUE A INGESTÃO DE CARBOIDRATOS É O ELEMENTO DE SUA DIETA QUE MAIS PODE AFETAR SEU SUCESSO. POR ISSO ESTOU ESCREVENDO ISSO EM NEGRITO E MAIÚSCULAS! ITÁLICOS NÃO SÃO BONS PARA ISSO!

Não posso enfatizar muito mais do que isso! Até este ponto, eu realmente evitei usar dois recursos para fontes gráficas ao mesmo tempo, só para que *essa* frase pudesse ter o impacto máximo! Sério: o que quer que você leia fora deste livro, não importa, esse é *o* segredo para ser magro!

Ok, eu vou parar de gritar agora e de usar tantas exclamações. Prometo que, se você mantiver o total de carboidratos diários onde eles precisam estar e usar algumas ou todas as ideias deste livro, vai se surpreender completamente em seis semanas.

*Finalmente, para aquelas que repararam no * lá atrás*

Há 12 vegetais comuns que realmente não devem ser consumidos à vontade. Eu não estou dizendo que eles fazem mal. Nem um pouco. E eu não estou dizendo que você não pode comê-los. Mas, se você comê-los, inclua-os na conta de seus carboidratos:

Feijão, beterraba, cenoura, ervilha, banana, batata (doce também), batata-baroa (mandioquinha), abóbora, milho, castanha-chinesa, inhame.

PARA CHEGAR AO UAU...

UAU 6 Você não precisa de carboidratos para sobreviver.

UAU 5 Dietas com alto consumo de carboidratos não a deixam queimar gordura corporal.

UAU 4 Não comer mais de 4 iPhones ou Blackberrys em carboidratos puros.

UAU 3 Mantenha carboidratos em níveis inteligentes e você vai perder gordura corporal mais rapidamente.

UAU 2 Você também vai queimar cetonas, um combustível gerado por sua gordura corporal.

UAU 1 Você não precisa medir os carboidratos na maioria dos vegetais.

UAU! **Fique dentro de seu limite diário de carboidratos e você vai queimar gordura rápido!**

A verdade nua e crua

Agora você já sabe que, para emagrecer rapidamente, precisa diminuir ao máximo a quantidade de carboidratos. Algumas de vocês devem estar perguntando: importa que tipo de carboidratos eu como? Nutricionistas e médicos, olhem para outro lado agora.

Para pessoas com sorte ou com força interior *para emagrecer*, não faz a menor diferença se a quantidade de carboidratos que ingere vem de um prato de brócolis ou de uma lata de Coca-Cola.

Como assim? Leia a mesma frase de novo e preste atenção nos itálicos. Eu disse, *para emagrecer*, pelo menos para algumas pessoas, não faz diferença a fonte de carboidratos. Sei que é difícil de acreditar. E não, não trabalho para a Coca-Cola!

Para sua saúde em geral, claro que é muito melhor escolher os alimentos mais saudáveis. O corpo é constituído célula por célula e, se você conseguir os melhores ingredientes, terá um produto bem-acabado. Se usar porcarias, bem, você sabe o que conseguirá.

Garota sortuda

Nos últimos anos, as pessoas têm tentado remover gordura do corpo. Muitas teorias apareceram para tentar explicar o emagrecimento. E agora temos o ápice dos *pesquisadores científicos*. Como nós, eles não ligam para teorias.

Eles se importam com os resultados, estatísticas, fatos. Quilos de gordura perdidos, quilos recuperados. Eles provavelmente sonham com números! Estou feliz que eles existam, pois, recentemente, alguns dos melhores pesquisadores descobriram algo bacana.

Eles analisaram centenas de dietas e milhares de pessoas. Ainda que a descoberta deles não tenha aparecido no noticiário, o que eles fizeram foi procurar agulha em um palheiro. Em *alguns* de nós, a quantidade total de carboidratos, não os tipos, é o que influi na perda de gordura.

É o tipo de notícia que ninguém quer dar porque arrisca pôr a perder todos os anos de campanha governamental para nos convencer a comer melhor. Os cientistas que vivem no mesmo mundo que a gente sabem que as pessoas somente se importam em estar magras!

As notícias foram escondidas, mas eu as revelei. De fato, eu apenas inventei uma nova palavra ao mesmo tempo. Por seis semanas, e talvez 12, não há riscos em usar esse conhecimento para emagrecer. Ou seja, faça da quantidade total de carboidratos sua prioridade.

É muito mais eficaz perder excesso de gordura corporal rápido, ainda que os métodos usados não sejam ideais para uma vida toda. **A cada segundo que você se mantém gorda, está prejudicando sua saúde e sua confiança. Quem se importa com a tradição! Salve as duas agora mesmo.**

Voltemos ao tema da Coca-Cola. Os músculos lidam com carboidratos como quase todo o sistema do corpo. Tudo de que eles precisam é a garantia de que a quantidade de carboidrato será limitada. Eles não terão a quantidade que querem, mas terão do tipo que quiserem.

Se você puder fazer isso, lembre-se de que perder gordura é uma forma de tornar-se mais saudável, mas não é tudo. Ainda que você não ligue para sua saúde a longo prazo, tenho certeza de que se importa com o aspecto de sua pele e de seu cabelo, e, no fim das contas, eles pedirão ajuda se você não os alimentar bem.

Garota corajosa

Algumas pessoas não acham fácil emagrecer comendo poucos carboidratos, mas *ainda* podem dar um jeito nisso. Graças a uma **superforça de vontade**. Essas pessoas corajosas literalmente dizem ao corpo o que ele deve fazer, ao invés do oposto.

Quando digo força de vontade, eu falo da habilidade de controlar a quantidade de comida que você põe na boca. E esse é o maior problema se você não tem essa força metal. Comer carboidratos facilita a comilança em geral.

Para algumas com força de vontade, não há problema. Param de comer quando decidem e se recusam a ceder à fome. Poucas possuem essa força para frear dois milhões de anos de design genético! Mas essas pessoas existem. E uma delas pode ser você.

Se você é sortuda ou corajosa, pode emagrecer mesmo comendo carboidratos ruins, desde que não coma muito. Isso não é ideal para toda a sua vida, mas, se a ajuda a manter os objetivos durante seis ou 12 semanas, faça-o.

O que isso significaria no mundo real? Talvez que você possa comer um peito de frango e tomar uma lata de Coca-Cola no almoço e ainda assim perder peso. Desde que a quantidade total de carboidratos não se exceda, não importa de onde eles vêm.

Escuto algumas de vocês perguntarem quanto uma barra de chocolate representa dentro do máximo permitido! Este capítulo não é para que você escolha os piores carboidratos, mas um lembrete para **manter os carboidratos abaixo do nível desejado a qualquer custo**.

Quem sou eu?

Como você pode saber se é assim? A única forma de saber é tentando. Se você sempre consegue manter a quantidade de carboidratos abaixo do limite, ótimo, continue assim. E se você está na luta ou quer uma saúde boa no geral, vai gostar do próximo capítulo.

PARA CHEGAR AO UAU...

UAU 6 Manter-se dentro do limite máximo de consumo de carboidrato é muito importante.

UAU 5 Para algumas pessoas, apenas isso basta para que emagreçam.

UAU 4 Tudo bem ignorar a qualidade dos carboidratos por seis ou 12 semanas.

UAU 3 Uma vez que você emagreça, fique atenta à qualidade dos carboidratos.

UAU 2 O consumo de carboidratos de má qualidade afeta a saúde geral de todos nós.

UAU 1 Carboidratos de baixa qualidade são, para alguns, um convite para comer mais.

UAU! **Se é difícil manter a quantidade de carboidratos baixa, leia o próximo capítulo!**

Velozes e furiosos: parte 1

Voltemos ao começo. Eu disse que acho importante fazer você acreditar em algumas coisas, em vez de apenas *pedir que faça o que eu digo*. Ainda acredito nisso. Então, para aquelas que não se sentem sortudas ou corajosas, aqui está o guia para escolher bem carboidratos de melhor qualidade.

Alguns carboidratos são velozes e furiosos. O melhor é que não sejam nada disso. Neste ponto, você está pensando: "O que isso significa?". Este capítulo pode ser repetitivo (como todo o livro!), mas fique firme.

O que eu quero dizer por veloz? Falo da velocidade com que o carboidrato vai de seu prato para seu estômago. Quando os carboidratos fazem essa jornada rapidamente, você está sentada em um grande problema. E sim, isso foi um trocadilho! Qual o grande problema?

Você comerá muitos carboidratos no fim das contas. Nos termos deste livro, isso significa que você vai estourar seu limite de carboidratos. Nos termos da vida, você sempre vai lutar para ser magra. Os genes antigos não sabem lidar com a comida moderna garganta abaixo!

Muito carboidrato em seu estômago de uma vez faz com que soe um alarme. O tráfego de muita comida significa que seu corpo liberará insulina. Grande quantidade dessa substância faz seu corpo converter parte dessa comida em gordura.

Os carboidratos rápidos vão do prato ao estômago muito rapidamente e isso dificulta controlar as quantidades diárias.

Liberar leptina

Outro problema que os carboidratos rápidos geram é que você os consome em grandes quantidades antes que a leptina tenha a chance de dar seu alerta. Se você esqueceu, a leptina é aquela que indica a seu corpo a presença de combustível. Diz a você quando a quantidade de energia colocada para dentro já é suficiente.

Para ajudar a leptina a trabalhar, comer refeições e não lanches é um bom começo. O próximo passo é comer devagar. Embora seja difícil de medir, são necessários mais ou menos 20 minutos para que seu cérebro perceba o quanto você comeu.

Os carboidratos formam grande parte das comidas de hoje em dia e podem facilmente impedir a leptina de fazer seu trabalho. E ela está aí para nos ajudar. Como evita que você coma em excesso, ela mantém sua insulina baixa, o que permite que você volte a queimar gordura rapidamente.

Ao comer carboidratos velozes, você está impedindo a leptina de atuar como alarme, informando o momento de parar. Evite esses carboidratos ou coma muito devagar!

Almoço líquido

Então quais são esses carboidratos velozes? **Os piores são os líquidos**. Não quero me esquecer de mencionar a Coca-Cola, algumas já sabem disso, outras, não. Na natureza, carboidratos prontos para serem tomados são raros. Existe o leite materno e o de vaca e a água de coco. E mel. Não muito mais além disso!

Agora, dê uma olhada no supermercado, e acredito que você verá uma grande quantidade de carboidratos líquidos. Quando você os consome, mesmo aqueles à base de produtos naturais, como uma fruta ou vitamina, torna-se mais fácil comer mais carboidratos que o necessário.

Vamos usar o exemplo da vitamina. Imagine que seja feita de quatro frutas: banana, laranja, abacaxi e morango. Se você fosse misturá-las na natureza, levaria semanas. Primeiro, você teria de encontrá-las.

As bananas não crescem perto dos morangos. Vamos ser legais e dizer que sim. Você ainda teria de misturá-las e fazer uma vitamina moderna. Individualmente, as frutas (com refeições), tudo bem. Mas, uma vez que elas estão batidas, isso muda de figura.

Esses carboidratos líquidos são velozes porque deslizam garganta abaixo. É assim que as gaivotas comem peixes. Comidas sólidas ou semissólidas viajam por seu sistema digestivo de forma muito mais lenta e impulsionam os movimentos peristálticos.

Se para você é difícil manter a quantidade de carboidratos baixa, o primeiro passo é evitar carboidratos líquidos. Talvez seja necessário algum ajuste mental, especialmente se você está acostumada a tomar carboidratos líquidos com as refeições. Eu também acho água sem graça!

Máxima mastigação

O que mais pode fazer carboidratos parecerem "demônios da velocidade"? Eu chamo de máxima mastigação. Pode parecer bobo, mas a razão por detrás não é. Por máxima mastigação, falo da quantidade de um determinado alimento que você pode, fisicamente, fazer entrar em sua boca em um determinado momento.

Sei que você pode estar vendo isso como algo não científico. Deixe-me dar alguns exemplos da vida real. É mais fácil comer batata ou batatas fritas? Milho ou pipoca? Arroz integral ou arroz branco? Não são perguntas capciosas.

As respostas corretas são batata frita, pipoca e arroz branco! Mas não pelas razões óbvias que você imagina. Muitos fatores afetam a máxima mastigação. Vamos dar uma olhada nos mais importantes.

O caminho da fibra

Se um alimento tem muita fibra, ele é fisicamente mais difícil de comer do que um com menos fibras. É necessário mais mastigadas que goles. Muitos alimentos, e eu não me refiro apenas aos líquidos, só precisam de goles! E, para algumas pessoas, isso é muito tentador.

A fibra é a parte de um alimento que nós não somos capazes de digerir, feita a partir de células de plantas. Cientistas atribuem às fibras a propriedade de fazer com que você se sinta "cheia". É verdade, mas mais uma vez eles não viram o óbvio. Alimentos ricos em fibras fazem a diferença antes mesmo de atingir seu estômago.

O arroz integral tem mais fibras do que o branco, sendo mais "difícil" de comer. Além disso, a fibra incha com água e saliva, tornando ainda mais lenta sua mastigação e deglutição. Então, alimentos ricos em fibras dão trabalho (mastigar!), o que muitas vezes faz você comer menos deles.

O que é um alimento com alto ou baixo teor de fibra? Você pode recorrer aos números e dizer que qualquer coisa com mais de 3 gramas por porção tem nível "elevado". Um jeito mais simples é apenas **pegar a versão com maior teor de fibra sempre que você tiver dois alimentos semelhantes lado a lado**.

Macio e rápido

Vamos voltar para as batatas e as batatas fritas. Veja bem, não estou falando de calorias, apenas de carboidratos. As batatas fritas são um jeito extremamente fácil de obter carboidratos da boca ao estômago rapidamente. Por quê? Porque elas foram suavizadas.

Cozinhar, cortar, amassar ou processar – por exemplo, transformar a cana-de-açúcar em açúcar tal como conhecemos. Há várias técnicas para deixar as comidas mais "acessíveis". Não importa como isso ocorre, **o importante é que os carboidratos nessa versão são mais fáceis de comer e de dominar seu estômago**.

Aqui vai outro teste simples. Pergunte a você mesma: essa comida se dissolve ou se despedaça na boca? Se a resposta é sim, encontre algo melhor. *Cookies* de arroz, uma comida adorada por muitos em dieta, não passam nesse teste facilmente. Já os biscoitos...

Um cliente complicado

Algumas comidas são um pouco complicadas de comer. E isso é ótimo! Ainda que você nunca comesse uma espiga de milho no cinema, vale a pena fazer uma comparação com a prima dela, a pipoca. A versão do milho na espiga é muito mais difícil de comer que aquela com que você pode encher a mão.

E, na realidade, na natureza, quase todas as comidas são difíceis de ir das mãos ao estômago rapidamente. É como se a mãe natureza soubesse que, se ela tivesse feito algo fácil de comer, nós simplesmente comeríamos mais! Então, ela precisa ser uma mãe cuidadosa.

Então, temos os carboidratos velozes. Comidas que viajam da boca para o estômago muito rapidamente. Quanto mais rápido um carboidrato fizer essa jornada, mais você vai comer dele. Bem básico, mas as coisas básicas são frequentemente rejeitadas. Os líquidos são os piores. Também preste atenção em carboidratos macios, sem fibras e fáceis de pegar e comer.

PARA CHEGAR AO UAU...

UAU 6 Os carboidratos velozes viajam do prato ao estômago muito rapidamente.

UAU 5 Isso faz com que, mais facilmente, você coma demais.

UAU 4 Então, você ultrapassará seu limite de carboidratos muito facilmente.

UAU 3 Isso aumenta a insulina, que a impede de continuar queimando gorduras.

UAU 2 Os carboidratos velozes impedem a leptina de fazer soar o alarme que faz você parar de comer.

UAU 1 Líquidos, alimentos com pouca fibra e comidas macias são típicos carboidratos velozes.

UAU! **Escolha carboidratos sólidos, complexos e cheios de fibra com mais frequência.**

Velozes e furiosos: parte 2

Alguns carboidratos são furiosos. Isso quer dizer que eles são bravos? Não, mas com certeza fazem seu corpo ficar irritado. E, no fim das contas, se você continuar mandando-os garganta abaixo, eles a deixarão furiosa quando você se olhar no espelho!

Essa fúria é a capacidade do carboidrato de aumentar a quantidade de açúcar em seu sangue de forma agressiva. Depois da quantidade de carboidratos totais em um dia, esse é o principal fator que afeta sua chance de emagrecer com sucesso.

Ataques de pânico

Se os carboidratos são digeridos rapidamente, eles se transformam rapidamente em glicose. E, quando esta atinge a corrente sanguínea, o corpo entra em pânico. Isso ocorre porque **muita glicose no corpo é perigoso e danifica as células**. Evidentemente, o corpo tem um plano de emergência.

Ele libera insulina, que freia o excesso de glicose, levando-a para os músculos. Estes a armazenam e a usam quando necessário. E também jogam a glicose para dentro das células de gordura, que alegremente se transformam em mais gordura corporal. **É assim que a maioria dos seres humanos engorda.**

Em um mundo ideal, seu corpo produziria insulina suficiente para encher seus músculos com glicose e deixaria suas células de gordura reclamando, "ué, e a gente?". A insulina aumentaria depois de uma refeição e depois cairia suavemente.

Como estragar a festa

É hora de se lembrar de algo importante. **Você só pode queimar gordura se não houver nenhuma insulina circulando.** A insulina é como um convidado desagradável em uma festa. Você sabe que ela vai chegar, então o melhor é que vá embora o mais rápido possível.

O problema é que alguns convidados não sabem que eles não são queridos. Uma vez que estão à porta (você está comendo), eles ficam por ali! Isso quer dizer que você passou menos tempo se divertindo (queimando gordura) e mais esperando aquele palhaço ir embora!

É perder ou perder, e algo você deve evitar. As melhores fontes de carboidratos não fazem isso. Mas as piores vão estragar sua festa. Então vamos mais a fundo e ver quem merece entrar na sua lista de convidados.

Jogos de beber

Diretamente, não convide nenhum líquido! Como já disse no capítulo anterior, os líquidos viajam muito rápido. Eles são daquele tipo que querem botar para quebrar logo que chegam a sua casa (seu estômago). Cuidado!

Eles eliminam a primeira tarefa de seu estômago, transformar sólidos em líquidos. Quando a bebida entra, ela se transforma em glicose numa velocidade assustadora. Quando chega a seu sangue, seu corpo deve liberar insulina.

Os líquidos perigosos são a mesma coisa, como todos os carboidratos furiosos. São como um foguete, deixando alto o açúcar em seu sangue. É literalmente a corrida do açúcar. Os líquidos com carboidratos são como uma caça presa numa garrafa. Nada mais antinatural.

Por favor, senhor, posso comer mais um pouco?

Quando o nível de açúcar no sangue dispara, uma substância chamada **dopamina** faz o mesmo. Essa substância, que a faz se sentir feliz, é uma recompensa. O cérebro pensa que você encontrou uma árvore cheia de frutas e se esforçou muito para conseguir uma. A dopamina memoriza momentos de alegria.

Quanto mais intensamente a dopamina for liberada, mais você ficará obcecada em sentir aquela sensação de novo. **É assim que o vício em carboidratos começa.** Os do tipo furioso fazem com que você os procure MAIS, dia após dia. Você até seria capaz de subir pelada em árvores!

Como você alcançou novos níveis de ânimo gerado pela dopamina, todo o resto vai parecer meio chato. Você pode ver como os carboidratos furiosos redefinem o tipo de comida que você vai querer. Não é fácil, mas com o tempo você pode aprender a treinar seu dragão.

Os carboidratos furiosos aumentam a quantidade de açúcar no sangue rapidamente. Seu cérebro percebe isso e libera dopamina, que dá sensação de bem-estar. O corpo memoriza isso e busca esse prazer repetidamente. Os carboidratos furiosos a fazem sentir falta de comida.

Mesmo depois que todo o excesso de açúcar vai embora, a insulina continua dando voltas. Por quê? Primeiro, porque seu corpo entrou em pânico e a produziu em excesso. **Com insulina no corpo, você não consegue queimar gordura corporal.**

Para ter uma ideia, os níveis de insulina permanecem altos por nove horas depois que você come uma pizza grande. Isso é uma grande fatia de gordura que você não vai queimar no mesmo dia! Carboidratos mais complexos vão baixar depois de duas ou três horas.

Os carboidratos furiosos deixam seu sangue cheio de açúcar e, como resposta, seu corpo libera insulina. Numa situação em que entra em pânico, libera muito dessa substância. **Isso força a ida dos carboidratos para suas células de gordura, convertendo-se em mais gordura.** Estou sendo repetitivo por um motivo.

Vamos voltar ao porquê de os carboidratos furiosos serem os convidados que arruínam sua festa de queima de gordura. Uma vez que você possa ver os suspeitos, não fará mais tanta confusão com a comida. Em vez disso, você desenvolverá um instinto que a ajudará a escolher os melhores carboidratos.

As fibras (de novo!)

Você já aprendeu que as fibras diminuem a velocidade com a qual você pode comer algo. Também diminuem a velocidade da digestão em seu estômago. Isso impede seu corpo de converter os carboidratos em glicose muito rapidamente, o que acaba evitando a produção de uma quantidade de insulina que deixe o corpo em pânico (isto é, uma quantidade enorme).

As fibras solúveis são o melhor. Em seu estômago, formam um bolo alimentar mais duro e mais difícil de quebrar. Isso significa que uma gota de carboidratos entra em seu sangue. Nessa velocidade, seu cérebro usa um pouco e deixa o resto para os músculos. A insulina fica baixa.

A melhor fonte de fibras solúveis são plantas com cascas duras. As fibras estão na casca ou na pele. As maçãs têm um monte, a aveia também. Você não precisa procurar fibras, mas, se pode escolher, carboidratos fibrosos são melhores para você.

Suplementos bobos

Também existe um suplemento chamado *psilium*, uma fibra feita de pequenas sementes retiradas de uma planta (que é parente da banana). Um produto similar é chamado *goma guar*. Cuidado com esses produtos.

Eu os menciono porque sei que muitos leitores buscarão o que estiver a seu alcance para perder gordura. Esses suplementos à base de fibras são populares entre os que fazem dieta. Embora em geral sejam seguros (especialmente o *psilium*), eles apresentam riscos.

Uma fibra é solúvel por poder se dissolver em água. Imagine como uma esponja. Se você não tem água suficiente no organismo, vai absorver tudo o que tiver no seu sistema digestivo e criar um bloqueio. Tome muita água se decidir usá-los.

Açúcares de ouro, prata e bronze

Ok, este item é essencial. Siga as instruções e você conseguirá evitar uma resposta furiosa. Quando falamos de carboidratos pela primeira vez, eu expliquei que eles eram feitos de pequenas peças, sendo estas *tipos* de açúcar.

Geralmente, os carboidratos problemáticos são aqueles feitos por uma ou duas peças. São muito fáceis de digerir, ou seja, eles se transformam em glicose muito facilmente. Isso aumenta a insulina e blá-blá-blá, você já sabe. **Você engorda fácil!**

As comidas modernas possuem muitos desses açúcares em sua composição. Estão em toda parte. As empresas de alimentos sabem quanto o açúcar é viciante. Você poderia dizer que essas empresas são as inventoras da dopamina! O vício em açúcar faz entrar muito dinheiro nas caixas registradoras.

O principal problema com o açúcar é quando o adicionamos à comida. O único açúcar seguro é aquele adicionado pela natureza! As comidas com os carboidratos mais furiosos sempre contêm açúcar adicionado pelo homem. Ou pela mulher. Os animais de estimação são inocentes.

Eu possuo uma regra de ouro sobre evitar os açúcares furiosos. Na verdade, é uma regra de ouro, uma de prata e outra de bronze. Os rótulos de alimentos listam os componentes de acordo com a quantidade em que aparecem, os mais pesados primeiro. Vitaminas, minerais e aromatizantes ficam por último porque não pesam.

Se você vê o açúcar com a medalha de ouro, prata ou bronze, ou seja, na 1ª, 2ª ou 3ª posição, você precisa ser honesto. Comer isso quer dizer que você está praticamente comendo açúcar, só com um toque da comida que realmente quer!

Se for ouro, prata ou bronze, esse açúcar fará seu corpo ficar furioso. Ou a comida que você comprou tem gosto ruim sem açúcar ou a empresa quer viciá-la nesse produto. De qualquer forma, diga adeus!

Seria melhor se o rótulo dissesse: "Açúcar. Também contém um pouco de comida". Nem sempre é fácil identificar esse monstrinho furioso. Por quê? As empresas têm sido cuidadosas e escondem a palavra que começa com "a". Agora existem vários tipos de açúcar, e listar as comidas que os contêm seria impossível. Mas temos uma saída com três letras!

Cuidado com "O-S-E"

Essas três letrinhas são uma boa dica se você quiser evitar os carboidratos furiosos. Não vou tentar fazer um anagrama bacana com elas. Sempre que você vir "ose" no fim de um ingrediente, isso quer dizer que um açúcar foi adicionado. E é 100% furioso.

Quer que eu nomeie alguns? Sacarose, frutose, lactose, dextrose, maltose, xarope de glicose, xarope de frutose de milho, polidextrose, e a lista continua. **É só procurar os nomes terminados em "ose".**

Há alguns mais novos, versões mais furtivas de açúcares adicionados. Isso inclui "açúcar de beterraba", "suco de cana", "malte de trigo", "açúcar mascavo", "dextrina". Se não tiver certeza, compre, coma e investigue o suspeito no Google da próxima vez! **Somente você pode se proteger.**

Se os alienígenas nos visitassem, ficariam surpresos com os esforços que fazemos para cultivar alimentos tão bons e depois misturá-los com um ingrediente: o açúcar. Com certeza eles pensariam que se trata de uma poderosa droga que mantém nossa espécie viva!

A forma mais fácil de evitar os carboidratos furiosos é verificar se os alimentos possuem açúcar logo nos três primeiros ingredientes. Você geralmente vai ver a palavra "açúcar" ou alguma terminada com "ose". Encontre e jogue isso fora, e você vai emagrecer mais rápido.

Se você evitar esses fatores de fúria, emagrecerá rápido. Evite carboidratos líquidos, não coma nada com açúcar ou "ose" entre os primeiros ingredientes da lista e escolha carboidratos com alto teor de fibra, se puder escolher. Mais alguma coisa?

Fatores menores

Há outros fatores que afetam o quão furioso um carboidrato pode ser. Para ser sincero, fazem a diferença, mas geralmente é pequena. E, além disso, são coisas que podem ser muito difíceis de controlar. Ainda assim, para aquelas que querem saber tudo...

Quente

Quanto mais você cozinha certos alimentos, mais furiosos eles ficam. E não é porque você os esteja comendo quentes! Uma vez que alimentos cozidos esfriam (ou até mesmo se você os congela), eles serão mais furiosos do que se nunca tivessem sido cozidos. Por quê?

O cozimento quebra a estrutura do alimento. Especialmente carboidratos, que tendem a ser mais fracos que as proteínas ou gorduras. A quebra da estrutura é simplesmente como iniciar o processo de digestão antes mesmo de ter tocado a comida.

As massas, por exemplo. São levemente furiosas. Mas seja autêntico e cozinhe-as *al dente*. Assim a digestão será mais difícil e provocará menos fúria no corpo. Pessoalmente, eu não sou autêntico: gosto do meu *penne* bem molinho! Como disse, são fatores não tão importantes.

Então, alimentos menos cozidos são mais difíceis de digerir e menos furiosos. Quais são esses alimentos? Qualquer coisa menos cozida! Você não precisa sempre comer comida crua! Só é bom saber que, se você não pode fazer uma fogueira em um acampamento, você vai sobreviver e até mesmo prosperar!

Maduro para colher

Se você comer frutas e vegetais frescos, serão menos furiosos do que se os comer três dias depois. Uma banana amarela com partes da casca ainda verde é menos furiosa do que uma amarelinha e com pontinhos pretos.

Isso ocorre porque frutas e vegetais possuem substâncias que gradualmente quebram o açúcar que eles mesmos contêm (as frutas têm mais açúcar). De fato, nós descobrimos que colher as frutas é o que inicia esse processo de amadurecimento. Faz com que elas comecem a digerir a si mesmas. Legal.

Se elas quebram seu próprio açúcar, isso significa que nós não temos de fazer muito esforço. Portanto, frutas e vegetais maduros são mais exigentes com o corpo. É difícil medir, mas vale a pena saber. Comer vegetais frescos faz sentido se você pode.

Este é um capítulo interessante para você digerir! Pode ser que a faça querer deixar este livro de lado rapidinho ou apenas ficar furiosa! Entender essas coisas é importante, senão você lerá livros de dieta toda a vida em vez de vivenciá-la!

PARA CHEGAR AO UAU...

UAU 6 Carboidratos furiosos podem gerar um pânico em seu organismo.

UAU 5 Eles forçam muito o aumento da insulina e por um tempo longo.

UAU 4 Isso faz com que você pare de queimar gordura por um longo tempo.

UAU 3 Os carboidratos furiosos fazem você liberar dopamina, que transforma o ato de comer em um vício.

UAU 2 Carboidratos líquidos, com poucas fibras e cozidos demais são furiosos.

UAU 1 Açúcares feitos pelos homens são os carboidratos furiosos mais comuns.

UAU! **Fique longe de alimentos que possuem "ose" nos três primeiros ingredientes!**

Doce e mortal

Nós pensamos nas frutas como algo saudável. E quase nenhum especialista ou membro do público discordaria. As frutas possuem vitaminas, minerais, fibras, fitoquímicos ainda não descobertos, e são gostosas.

Mas as frutas são como anjos? Na verdade, não. Se seu objetivo é perder gordura, as frutas podem ser um diabinho atrevido! Não se questionam seus lendários níveis de antioxidantes, que inibem a oxidação (envelhecimento), e o fato de serem um alimento natural.

Mas não se deixe seduzir por essa conversa doce de que o que vem da natureza não tem problema. Os granizos também vêm da natureza. As frutas, dependendo do tipo, podem conter altos níveis de um açúcar chamado **frutose**, conhecido como o **açúcar das frutas**. E a **frutose pode provocar o caos**.

As frutas aumentam seu apetite

Essa parece uma frase estranha. Especialmente se você se lembra de ter comido uma fruta e ter se sentido satisfeita por um tempo. Mas, no fim das contas, as frutas, se forem do tipo com alto nível de frutose, fazem seu apetite ficar fora de sintonia.

Não aumentam *diretamente* seu apetite, mas impedem nossa amiga leptina de fazer seu trabalho. Se você esqueceu, a leptina é nosso alarme que nos diz quando parar de comer. Frutas que contêm muita frutose *não deixam* a leptina nos avisar.

Mesmo que você coma alimentos que são bons para estimular sua leptina, a frutose impede que ela diga ao seu cérebro que você já comeu o necessário. É como se a frutose tapasse a boca da leptina, não a deixando falar. Atrevida!

As calorias passam despercebidas

A maioria das calorias aumenta a leptina. Quanto mais você consome, mais leptina possui, e quanto mais leptina, mais rápido seu apetite desliga. Deveria funcionar assim. **As frutas, entretanto, não aumentam sua leptina**. Elas são alimentos supostamente saudáveis e não traiçoeiros!

Então, se você come fruta com a comida, está adicionando calorias ao total, mas a leptina não *vê* isso. Se as calorias não fossem da frutose, a leptina poderia se dar conta de que você já comeu o suficiente. Mas isso não funciona com as frutas.

Essa adição de calorias sem permitir que a leptina controle forma uma dupla perigosa. Nem venha com essa de que as frutas são perfeitas para o lanche! E ainda tem mais.

As frutas impedem a ação da insulina

Os açúcares das frutas, a frutose, dificultam a vida da insulina. Lembre-se de que é a insulina que retira o açúcar do sangue e o joga nos músculos e células de gordura. A frutose impede os músculos e seu fígado de absorverem carboidratos em excesso.

E para onde vão essas calorias, então? Para as células de gordura. Elas são um hotel com um letreiro em néon que diz "VAGAS"! A frutose impede os músculos de funcionarem como esponjas e permite que as células de gordura armazenem as calorias. Traiçoeira. **Prova de que a natureza quis que as frutas fossem um deleite.**

Nosso fígado, onde a frutose é quebrada, só pode fazer isso com 200 calorias por dia, especialmente com você de dieta. Não é uma grande quantidade. Não estou dizendo que você deva evitar por completo as frutas, mas seja cuidadosa.

O que é ser cuidadosa? O melhor é escolher frutas que não possuem muita frutose. Sucos de fruta são piores que as frutas, pois *beber* frutose é mais fácil que *comê-la*, o que significa mais calorias despercebidas.

A nova moda de sucos feitos com processadores em casa e versões prontas em lojas de sucos está deixando muitas pessoas gordas, embora se preocupem com a saúde. Eles podem estar cheios de nutrientes, mas não existe nenhuma vitamina ou suco inofensivo!

Minha sugestão é consumir distintas quantidades-limite de frutas, dependendo do programa que você escolher, e apenas com as refeições. Dê uma olhada na seção sobre **rotação de vegetais** e coma diversas frutas para variar os nutrientes saudáveis que elas possuem nas seis semanas do programa e depois. **Você *não* tem que comer frutas.**

Na verdade, as frutas não são a única fonte de frutose. Onde quer que você veja frutose, é melhor saber a verdade. As frutas ganham uma menção especial porque possuem a reputação de serem deusas intocáveis, o que não é bem real.

Xarope de glucose de milho

Já que estamos aqui, melhor mencionar isso. Ainda que nenhuma comida, consumida uma vez, seja imediatamente ruim, existem algumas coisas que beiram o ridículo. **Xarope de glucose de milho** é ridículo. Isso faz as frutas ficarem como anjos de novo!

É um xarope feito a partir do milho (óbvio!) e *metade* de suas calorias é frutose. Também conhecido como **xarope de glicose**, é usado agora em uma enorme quantidade de alimentos, incluindo iogurtes, pães, cereais e barrinhas de cereais. Até mesmo em comidas "saudáveis".

Mas o lugar onde isso termina (além de seu bumbum) é nos refrigerantes, como aqueles à base de cola, limão e energéticos. Adiciona *muita doçura* e, como você deve saber, gera *caos* interno.

As calorias passam despercebidas, ele impede que outras calorias mandem suas mensagens (ou seja, impede o cérebro de ouvir que você está cheio), e torna os músculos ineficientes em absorver o excesso de carboidratos. Se você quer perder gordura rápido, evite-o quanto puder.

Sim, *há* pessoas que não vão notar *nenhuma* diferença se deixarem de comer frutas ou não, ou mesmo consumir altas doses de xarope de glucose de milho. Mas você precisa ter genes sortudos ou ser mentalmente forte para evitar excessos se fizer mesmo questão de comer frutose.

Seja você quem for, provavelmente vai ser mais fácil se ater ao próximo conselho, ou pelo menos ver as frutas com a luz correta. Em geral, a única maneira de realmente saber como um alimento afeta você é experimentá-lo e ficar de olho.

Recomendações de frutas

ONDA: até três porções de frutas por dia (uma para cada refeição, mas evite na refeição 3).

FOGUEIRA: até duas porções de frutas por dia (nas refeições 1 e 2).

TERREMOTO: uma porção de fruta por dia (na refeição 1).

Coma a fruta no final de uma refeição, para que a leptina tenha a possibilidade de descobrir quantas calorias você já estocou. E, se possível, evite a fruta na refeição 3, para reduzir a chance de quebrar seu medidor de combustível (leptina) tão perto da hora de dormir.

Frutas com baixo teor de frutose (escolha estas)

Abacate, amora, toranja, goiaba, limão, lima, abacaxi, ameixa, morango e tomate (é fruta!).

Frutas com alto teor de frutose (não as coma muitas vezes)

Todas as frutas secas, como damascos, tâmaras, figo, manga, mamão, pêssego, pera, ameixa seca, passas, groselha.

Médio teor de frutose (escolha estas assim que tiver o corpo ideal)

Qualquer fruta que não é mencionada nas duas primeiras categorias tem teor médio. Durante suas seis semanas, tente escolher as da primeira lista (se você pode chamar isso de lista!) e algumas daqui. Evite as outras até que você esteja magra!

PARA CHEGAR AO UAU...

UAU 6 As frutas são saudáveis porque contêm fibras e muitos nutrientes.

UAU 5 As frutas também contêm um açúcar simples chamado frutose.

UAU 4 A frutose impede a leptina de nos ajudar a controlar o apetite.

UAU 3 A frutose impede seus músculos de absorverem o excesso de carboidratos.

UAU 2 Se os carboidratos forem para suas células de gordura, você ganhará peso.

UAU 1 Escolha frutas com menos frutose.

UAU! **Coma até três porções de fruta por dia e somente nas refeições!**

Carboidratos em uma casca de noz

Calma, as nozes não têm carboidratos! Tarde demais, já escrevi. Este é um rápido capítulo para resumir tudo o que você aprendeu e não aprendeu sobre os carboidratos. Um editor de livros diria que este capítulo é repetitivo e desnecessário. E quer saber? Deve ser um editor gordo!

1 – Não coma tantos carboidratos

Pelo menos entenda isso. Os carboidratos produzem insulina que a impede de queimar gordura. Pronto. Mantenha os carboidratos abaixo destas quantidades por seis semanas. Não conte os carboidratos dos vegetais. Fique abaixo destes limites sempre que puder:

ONDA: até **120** gramas por dia.
FOGUEIRA: até **90** gramas por dia.
TERREMOTO: até **60** gramas por dia.

Se você não sabe na prática quanto isso representa, pense nos celulares. São dois Blackberrys ou iPhones um ao lado do outro e mais outros dois em cima. É um guia de emergência. Não coma mais que isso. E não coma telefones.

2 – Evite os velozes e furiosos

Os carboidratos rápidos são aqueles mais fáceis de comer. Eles a levarão para além de seu limite diário. Os furiosos elevam a quantidade de açúcar em seu sangue, deixando-a superalta. Eles aumentam também a insulina, que bloqueia a perda de gordura por horas. Também aumentam a quantidade de dopamina, que faz de você uma viciada em carboidratos.

Os líquidos também são velozes e furiosos. Deixe-os de lado! Os que têm pouca fibra são fáceis de comer e digerir. Evite-os. Comidas com açúcar como um dos três ingredientes principais nem comida são! Evite também. Se você vir "ose" no fim de uma palavra da lista de ingredientes, fuja!

Bom trabalho! Sempre há mais coisas, mas, **se você puder entender o básico, terá um caminho livre para o emagrecimento**. E sabe o que mais? Se você já esqueceu...

PARA CHEGAR AO UAU...

UAU 6 Dietas sem nada de carboidrato são péssimas, e também as baseadas apenas em carboidratos.

UAU 5 Manter a ingestão de carboidratos baixa permite que você queime gordura todo o dia.

UAU 4 Evite os carboidratos rápidos, que a fazem exceder o limite de ingestão permitido.

UAU 3 Evite os carboidratos que bloqueiam a queima de gordura e a deixam viciada em comida.

UAU 2 Como guia, não coma mais que quatro iPhones ou Blackberrys.

UAU 1 Não conte as calorias de seus vegetais!

UAU! **Comece vendo se pode consumir apenas 120 gramas de carboidratos por dia!**

Mentiras grandes e gordas

Estamos obcecados com a palavra "baixo". Preços baixos, estresse baixo, energia baixa. Essas são algumas das que nos animam. E depois tem o "baixo" que ganha de todos os outros: **baixo teor de gordura**. Para uma expressão tão pequena, gera uma reação tão grande quando a vemos!

Mas é correto animar-se tanto com isso? Não! Então por que ver essas palavras nos deixa tão felizes? Porque fomos enganados! As indústrias de alimentos que querem ganhar dinheiro usam duas coisas: marketing bem-feito e ciência boba. Como?

Ao longo da história da humanidade, uma dieta à base de gordura não provocava reações negativas. Apenas era vista como parte da alimentação e pronto. E, *naquele* tempo, a maioria dos indivíduos era magra. Era algo comum. Gordura era simplesmente gordura.

As pessoas não eram mais magras porque praticavam mais atividades físicas naquela época. Estudos mostram que a diferença, comparada com hoje em dia, não é muita. E, se você vai a uma academia, *pode acreditar*, vai ver muitas pessoas malhando que ainda assim são gordas!

Mas algo aconteceu na década de 1960. Muitas pessoas começaram a morrer de ataque cardíaco. Os cientistas investigaram. Logo, decidiram ter resolvido o problema: nós estamos comendo muita gordura. A solução? A bala de prata? Cortar a gordura da dieta.

Mas **eles estavam errados**. Ao fim da Segunda Guerra Mundial, havia uma indústria química que antes estava ocupada em fazer bombas e explosivos. E, como muitas economias estavam em ruína, era necessário aproveitar o que havia.

Assim, essas indústrias entraram em outros ramos, como a agricultura. Os fazendeiros perceberam que, se adicionassem ao solo alguns químicos, os plantios cresceriam mais fortes e rapidamente. Este, minha cara amiga, **é o nascimento dos fertilizantes**. E, querida, nós fertilizamos campos e campos de carboidratos!

Com o fim da guerra e todos em clima de festa, comemos mais do que em qualquer outra época. Na mesma época, o parceiro espiritual da comida apareceu. A televisão a cores chegou! E com a TV apareceram os comerciais para nos vender coisas. Adivinha o que compramos? Começa com "c".

Nós compramos cereais, refrigerantes, pão, biscoitos, bolos, salas de jantar e até mesmo alimentos que muitos de nós nunca havíamos comido antes. A quantidade de carboidratos em nossa dieta aumentou drasticamente e nunca mais voltou a se reduzir!

Carboidratos foram feitos para parecer sensuais, bons para a saúde, excitantes e frescos. Alguns dos comerciais de comida mais famosos foram feitos nessa época. Devagar e secretamente as pessoas estavam engordando por conta dos carboidratos, e isso fez aumentar o número de ataques cardíacos.

Olhando para trás, pode-se dizer que os cientistas estavam apenas fazendo o lógico e estavam sob pressão para encontrar o culpado. Talvez. Mas, na realidade, a indústria da proteína e dos carboidratos tinha pessoas que a protegiam. **Os gordos não têm amigos.**

Então, sem ninguém para defendê-la, a gordura se tornou a vilã malvada. Até hoje, a gordura continua pagando por um crime que não cometeu! E isso é injusto, já que muitas pesquisas modernas provam que a gordura foi inocente por todo esse tempo.

Com os cientistas nos dizendo para *cortar a gordura* e com os comerciais de TV promovendo o consumo de carboidratos, o óbvio ocorreu. **Os alimentos com baixo teor de gordura apareceram.** Mas como as empresas fazem um produto assim? Certamente só tiram a gordura, né?

Isso seria o lógico. Mas eles não podem *simplesmente* fazer isso. Se você tira elementos de um produto, ele diminui. Bem, pode-se agregar água. Isso ajudaria a manter o produto grande e pesado, mas tende a diluir o sabor.

Adicionemos proteína, então. Mas as proteínas são caras e não duram muito tempo nas gôndolas. Além disso, dão *saciedade* nas pessoas. Nenhuma companhia que quer lucro vai aceitar isso!

Sobrou uma coisa. Tiramos a gordura e colocamos carboidrato. Eles são mais baratos de produzir (culpe a descoberta acidental da Segunda Guerra), duram mais na prateleira e, aqui está o melhor, são muito, muito viciantes.

Traficantes de carboidratos

Os carboidratos são os diamantes do mundo das comidas naturais. E não quero dizer que eles são os melhores amigos das mulheres! Mas sim que eles são raros. Sendo uma delícia rara, quando comemos carboidratos produzimos uma substância no cérebro que nos faz sentir bem. A dopamina, que você já conhece.

É o mais perto que se pode chegar de ver a mãe natureza sendo má. Ao redor do mundo, ela espalhou pequenas quantidades de substâncias bastante viciantes. E podemos chamá-las de carboidratos-drogas. Pois é, os carboidratos não aderiram à campanha "não use drogas"!

Em pequenas porções, em determinados momentos, não há problema. Infelizmente, nos tornamos tão bons em produzi-los em larga escala que viramos vítimas deles. Nós somos viciados em carboidratos e as indústrias alimentícias, os traficantes!

Olha só, esqueci nossa velha amiga gordura. Ainda que possa parecer gordurosa, pegajosa e ter sabor de gordura, ela não é nossa vilã.

Se você fizer uma dieta pobre em carboidratos, seu corpo a usará como energia. Palavra de honra!

Se você ficou obcecada por manter a gordura longe de sua comida, automaticamente vai escolher produtos ricos em carboidratos, e isso vai fazer você engordar. Quase todas as comidas modernas cujas propagandas afirmam que elas têm "baixo teor de gordura" têm muitos carboidratos.

A começar por hoje, tire essa ideia de "baixo teor de gordura" de sua cabeça. Os piores são aqueles que dizem ter 0% de gordura ou similares. Se eles diminuíram *tanto* a porcentagem de gordura, aumentaram a de outra coisa. Pode ter certeza!

De fato, essas que têm 0% de gordura devem ter 99% de carboidratos! E isso é uma "conquista" incrível da ciência moderna. **A maioria das comidas com a quantidade de gordura reduzida não é natural.**

Gorduras Peter Pan: as grandes vilãs

Há um tipo de gordura que é uma vilã de fato. Não existe na natureza, mas sim nos supermercados. É a chamada **gordura trans** (pense na casa do conde Drácula, a *Transilvânia*), também conhecida como **gordura hidrogenada**. Você pode encontrá-la em produtos ardilosos assados no forno, como bolos e biscoitos.

Antes de isso ser inventado, nós estávamos acostumados a fazer biscoitos e similares com manteiga ou outras gorduras animais. O problema é que não mantinham o frescor.

Depois de poucas semanas na prateleira, as gorduras naturais reagem com o ar e se tornam horríveis. Então, graças a alguns cientistas bacanas, nós conseguimos uma "solução" ruim. Eles descobriram que podiam usar a gordura extraída de sementes e bombardeá-la com átomos de hidrogênio. Estava criada uma gordura moderna que nunca envelhece. *Como Peter Pan*!

Essas gorduras geram danos para o coração, provavelmente atrapalham a insulina e até mesmo podem aumentar a incidência de alguns tipos de câncer. A OMS (quem?), sigla para a Organização Mundial de Saúde das Nações Unidas, recomenda um uso máximo, diário, de 1% de nossas calorias a partir delas.

Em outras palavras: *não* as coma. Esse 1% é a OMS se dando conta de que essas gorduras estão por todos os lados e livrar-se delas por completo é improvável. Eu vi a pesquisa e recomendo o seguinte: **evite totalmente as gorduras trans quando as detectar**.

A presença delas está escrita no rótulo, na maioria dos países. Se você as vir, saia correndo. Elas não apresentam nenhum benefício ao corpo humano. E sempre haverá uma versão alternativa do alimento que você quer que não a conterá. Evite as gorduras *Peter Pan* imediatamente!

Gorduras fantásticas!

As gorduras têm tido maus momentos nesta seção. Vimos que elas foram acusadas de um crime que não cometeram e estão na prisão desde os anos 1960. E vimos que os verdadeiros vilões, os carboidratos, podem andar pelas ruas (nossa boca) livremente.

Descobrimos que, geralmente, se você está numa dieta de baixo consumo de carboidratos, as gorduras serão simplesmente usadas como energia. E, finalmente, vimos que existe uma gordura *Peter Pan*, a trans, que nunca envelhece, é tóxica e deve ser exterminada.

Há algo mais nessa história: os mocinhos. As gorduras boas! Existem duas delas importantes para sua saúde e podem ajudá-la a perder gordura. Essas gorduras são tão úteis que você poderia chamá-las de "essenciais".

Não saia de casa sem essas gorduras

De fato, elas se chamam **ácidos graxos essenciais**, já que, se você não as consumir, você morre. Mas por quê? Seu cérebro, que é quase todo formado por gordura, é feito dessa em particular, como também as paredes de milhões de células nossas. Sem cérebro e sem células? Pois é.

Essas gorduras também reduzem as inflamações do corpo, ajudam a vista a se desenvolver corretamente e até podem estimular a inteligência. Eu não vejo você balançando a cabeça para tudo isso e querendo gritar: "Ok, legal, mas elas vão me ajudar a ficar bem?".

A gordura sensível

Sim, elas fazem coisas bacanas. Primeiro, certificam-se de que sua insulina está atuando bem, na medida em que fazem as células de seus músculos funcionarem bem *com* a insulina, absorvendo qualquer excesso de carboidratos no sangue.

Isso significa **aumentar a sensibilidade da insulina**. Imagine isto: se carboidratos aparecem na porta dos músculos e estes são mal-educados (não sensíveis), os carboidratos ficam nervosos e vão visitar as células de gordura. Elas *serão* simpáticas e dirão: "Aqui sempre há espaço; *entre, gordura*".

Se você permite que os carboidratos entrem em suas células de gordura e deixa que eles ganhem o jogo, você vai engordar, e rápido. Idealmente, você precisa de carboidratos para que eles fiquem em seus músculos, onde serão armazenados para serem usados depois. **As gorduras essenciais deixam os músculos receptivos aos carboidratos.** Coma-as.

A gordura mensageira

Existe uma segunda maneira de as gorduras essenciais poderem ajudar, e é com o apetite. Lembra-se da leptina? A substância que avisa quando você está satisfeita? Bem, os ácidos graxos essenciais se certificam de que a leptina possa entrar no cérebro, botam a leptina para trabalhar todo dia.

Pessoas com dietas ricas em carboidratos tendem a não consumir as boas gorduras, e por conta disso a leptina não funciona. E como você pode ver, essas gorduras são essenciais se você quiser escutar "UAU".

Coma-as sempre que puder. Isso pode ser difícil já que não são facilmente encontradas. Estão nos peixes e em alguns óleos vegetais (suplementos também). As mulheres são boas em usar ambas as fontes.

As duas gorduras são chamadas de **ômega 3** e **ômega 6**. Você só precisa de pequenas quantidades delas. Falo de uma porção que caberia em uma colher. Se você come peixe duas vezes por semana, é suficiente. Os peixes mais gordurosos, como salmão e truta, possuem megaômegas.

Se você odeia peixe ou o ama o suficiente para não querer vê-lo morto em sua mesa, pode consumir essas gorduras em óleos vegetais. O **óleo de linhaça** possui quantidades suficientes. E, se você não consegue engolir óleo, pode optar por cápsulas à venda em farmácias (feitas a partir de peixes ou vegetais).

Esses ômegas valem realmente a pena. Eles possuem benefícios especiais que nós estamos *apenas* descobrindo. Se você não está convencida disso, talvez deva dar uma chance a essas gorduras por seis semanas.

Se você consumi-las nos alimentos, como peixe, isso pode funcionar como uma fonte de proteína também. Uma das razões pelas quais os peixes são considerados saudáveis é que eles contêm essas duas substâncias: proteínas e gorduras essenciais.

Alimentos que são fonte de gorduras essenciais
(Coma duas vezes por semana)

Salmão
Cavala
Truta
Sardinha
Atum

Óleos que contêm gordura especial
(Duas vezes ao dia)

Óleo de linhaça (uma colher de sopa)

Outras fontes (Uma vez ao dia)

Óleo de peixe em cápsulas: 1 a 2 gramas por dia

Não tome mais que 2 gramas por dia, já que pode debilitar seu sistema imunológico e, se isso acontecer, você vai adoecer. Doente, você vai comer comida de doente, se entediar e engordar!

Cápsulas vegetarianas de *algas*:

DHA – 200 mg ou mais, uma vez ao dia
EPA – 100 mg ou mais, uma vez ao dia
(DHA e EPA frequentemente vêm juntas, portanto fique de olho nas dosagens).

Espero que agora você esteja um pouco mais amiga da gordura em sua dieta. Não tenha medo dela, e não fique obcecada com isso. **Nunca conte as calorias de gordura.** Se está em alimentos naturais, e se você não está comendo muitos carboidratos, a gordura será utilizada para produzir energia. Confie em mim.

E eu espero que você seja supercautelosa com os produtos com "baixo teor de gordura". Perceba que eles são geralmente repletos de carboidratos, e tendem a ser totalmente antinaturais. Este capítulo pede muita fé. Dê uma chance e veja os resultados por si mesma.

PARA CHEGAR AO UAU...

UAU 6 Comer as gorduras boas não vai deixá-la gorda.

UAU 5 Anos atrás, as pessoas comiam muito mais gordura e eram mais magras.

UAU 4 As gorduras só têm má reputação por conta de pesquisas equivocadas na década de 1960.

UAU 3 Encontre os ácidos graxos essenciais e coma bastante deles (peixes ou suplementos).

UAU 2 Evite as gorduras (trans ou hidrogenadas) que possuem complexo de *Peter Pan*.

UAU 1 As comidas com baixo teor de gordura são inúteis e possuem muitos carboidratos.

UAU! **Pare de ficar obcecada com a gordura em sua dieta agora mesmo!**

Caçar e esperar

Se você é mulher, não é uma caçadora. Na Pré-História, os homens eram os caçadores. Todos grandes e machos. Elas cuidavam da caverna e, claro, cozinhavam para os homens. Certo?

Você, mulher, realmente teria esperado num lugar escuro e frio o dia todo, ainda que fosse cem mil anos atrás? Não! Minha aposta é que você estava lá se movendo e fazendo *alguma coisa*.

Seu corpo não se importa se você usa batom ou não, ele quer mesmo é que você se movimente. A gordura não é "coisa de mulher". Os primeiros seres humanos não viviam como nós.

Nós já falamos aqui do quanto é importante *movimentar-se* logo de manhã, fazendo os músculos trabalhar depois de um longo período (sono), para que a gordura derreta. Essa primeira fase de movimento, **pem 1**, é *crucial*. Mas tem mais.

Caçar de novo

Se você está comendo três vezes ao dia, há mais dois intervalos entre as refeições. Um antes de sua segunda refeição e um antes de sua mastigada final. Você deve lembrar que **é durante os longos intervalos que o corpo queima a gordura de seu corpo**. Então, podemos usar esses intervalos também?

Sem dúvida! Na verdade, não seria natural se não o fizéssemos. Mas também não teria sentido movimentar-se *logo* depois de comer.

Quando a comida entra, seu corpo não permite a queima de gordura. Além disso, atividades depois de comer prejudicam a digestão.

Mas, *após umas horas*, as taxas de açúcar em seu sangue já diminuíram. **Nesse momento, seu corpo já está pronto para mais movimento**, o que faz você queimar gordura corporal em seguida, mas isso não é nada comparado a outro benefício.

Dizendo aos carboidratos aonde ir

Quando comemos carboidratos, eles se transformam em glicose, a qual vai para a corrente sanguínea, esperando que alguém que a use. Seu cérebro, feliz, usa uma parte. Isso mesmo, pensar gasta calorias. Mas há um limite, então não ache que você pode emagrecer pensando!

Uma vez que o cérebro já consumiu glicose o suficiente, o que ocorre com o resto dela? Continua no sangue, esperando que alguém a use. É como o vendedor de cachorro-quente no estádio. Continua circulando, circulando...

Mas os carboidratos não podem circular para sempre, e descer as escadarias do estádio pode ser perigoso. Como também é perigoso ter muita glicose no sangue. Seu corpo deve tomar uma decisão, *aquela* decisão que ajuda a definir por que algumas pessoas são magras e outras, não.

Os carboidratos em seu sangue precisam encontrar um novo lar, rápido. Há duas opções: os músculos, onde esses carboidratos são usados depois, ou as células de gordura, onde se transformam em mais gordura, que muitas vezes nunca é usada!

Não subestime isso. É possivelmente a principal razão pela qual algumas pessoas "comem de tudo" e *não* engordam. Elas se livram dos carboidratos que sobram, armazenando-os nos músculos temporariamente. Você pode ser assim ao imitar aquilo que o corpo dessas pessoas faz.

Como? Virando o pastor dos carboidratos em excesso! E isso é muito simples, a gente só precisa se *movimentar*. **O movimento faz a superfície de nossos músculos absorver mais carboidratos.** Se preferir, o movimento transforma os músculos em *verdadeiras* esponjas.

Quando o corpo é posto em movimento, o hormônio insulina funciona superbem e ajuda os músculos a sugar o excesso de carboidratos como quem toma água em um deserto poeirento.

Isso é o que queremos. Mas o que ocorre se você não faz *nenhum* exercício e come carboidratos demais? Infelizmente, as superfícies das células de gordura são como esponjas, e estão sempre prontas para engordar. Por quê? Porque nossos genes *sempre* querem funcionar à base de comida!

A única forma de vencer a paranoia de seu corpo é movendo-se. Isso envia uma mensagem a seu corpo: ei, sou uma pessoa ativa e vou usar esses carboidratos logo, então não se *atreva* a me fazer engordar! **O movimento faz com que as células musculares absorvam melhor os carboidratos que suas células de gordura.**

Todo esse processo é uma **caçada**, é seu corpo lá fora procurando comida. Nossos genes devem ter mais de 2 milhões de anos de idade, mas não se esqueceram de onde vieram! **Você caça e o corpo se acelera.**

Espere um minuto

Então movimentar-se realmente ajuda a reverter o jogo em relação às células de gordura, impedindo-as de capturar carboidratos e transformando-as em gordurinhas amigas. E melhora ainda mais. Tudo o que você tem a fazer é **esperar** um minuto. Bem, alguns minutos na verdade.

Depois de se movimentar, seu corpo está lá, pronto para lidar com aquela fatia de pão a mais a que você *não* resistiu. Mas o pão não aparece, seu corpo está confuso. Ele está pensando: "Ué, estivemos caçando, será que a gente conseguiu mesmo alguma coisa?".

Quanto mais você espera, mais seu organismo entra em pânico. Talvez pense que os outros caçadores roubaram o que ele havia caçado (um leão, dinossauro, massas). Nesse pânico existe uma mágica! Ele ajuda seus músculos.

Quanto mais você espera após movimentar-se, mais seu corpo vai ficar queimando gordura e estará em pânico. Isso faz com que qualquer carboidrato não usado por seu cérebro seja absorvido pelo músculo, tornando-se energia para outra caça.

Isso é feito por meio do estímulo a todo tipo de **enzimas**. São substâncias que aceleram o processo. Nesse caso específico, estimula uma enzima que ajuda a levar qualquer excesso de carboidrato aos músculos. Ela se chama "**glicogênio sintase**". Nomes são para lápides, querida, então esqueça!

Tudo o que você precisa saber é que esperar depois de sua "caçada" deixa o corpo trabalhando a seu favor. Ao mesmo tempo, sua velha amiga insulina também está circulando por aí, desesperada para conseguir comida no sangue para dar às células que necessitam.

Alguém deve estar pensando que é bom esperar por horas e horas. Nada disso. Se você não der comida para seu corpo por um *longo* período, ele pode começar a comer a si próprio. Não entre em pânico, você não vai dissolver como uma bruxa em *O Mágico de Oz*.

Mas, gradualmente, passar fome leva ao estresse muscular. Pedaços de músculo são fatiados e mandados ao fígado, que relutantemente os transforma em energia. **Perder músculos assim deixará você fraca e lenta.** É assim que seu corpo avisa para que você não fique mal.

Então, precisamos **caçar** (nos movimentar) e **esperar** *um pouco*! A questão é: quanto de cada? Quinze minutos é a quantidade mínima para caçar (movimentar-se). Isso força seu corpo a entender o recado.

E cerca de 15 minutos é a quantidade mínima de tempo que você precisa "deixar o medidor andando" (esperar). Isso faz seu corpo estimular enzimas que vão encorajar os músculos a sugar carboidratos após uma refeição (e impedir que essas células de gordura parem de crescer!).

Como usar seu pem

Todos podem se beneficiar das mudanças químicas que acontecem com esse jogo da caça e da espera. Eu escrevi o mínimo para cada grupo. Todos dividem a última pré-refeição **pem 3**, que consiste em 15 minutos de movimento *mais* 15 de espera.

A melhor forma de fazer essas sessões funcionarem é escolher um movimento que seja fácil de ser mantido. Para a maioria das pessoas, isso não significa ir à academia. Você poderia usar aparelhos em casa, se quiser, mas até mesmo uma simples caminhada é suficiente.

Onda

pem 2 (antes da refeição 2): 15 minutos de caça, 15 de espera;
pem 3 (antes da refeição 3): 15 minutos de caça, 15 de espera.

Fogueira

pem 2 (antes da refeição 2): 15 minutos de caça, 30 de espera;
pem 3 (antes da refeição 3): 15 minutos de caça, 15 de espera.

Terremoto

pem 2 (antes da refeição 2): 30 minutos de caça, 30 de espera;
pem 3 (antes da refeição 3): 15 minutos de caça, 15 de espera.

É necessário perceber que **a caça e a espera são igualmente importantes**. Cada uma delas força seu corpo a mudar a forma como tem respondido à comida. Fazendo isso, em uma semana toda a *química de seu corpo* será estimulada.

Entretanto, não estou dando uma licença para você assaltar a geladeira, mas essas pequenas mudanças ajudam seu corpo a funcionar da forma como ele foi concebido. **Caçar e esperar fazem parte de seu DNA ancestral**, e fazer isso pode gerar mudanças físicas desejadas.

O total de calorias gastas nessas sessões não é a coisa mais importante, embora queimar calorias sempre ajude. É na verdade um momento único em que seu corpo volta, química e biologicamente, a 2 milhões de anos atrás.

Então, se você fizesse pem 1, pem 2 e pem 3 em apenas uma atividade mais longa, o efeito não seria tão bom como é dividir em três. Você queimaria um número de calorias semelhante, mas as mudanças em sua bioquímica não seriam tão poderosas.

E **para aquelas que escolhem as piores comidas à noite, a pem 3 é um salva-vidas**. Dá a seu corpo uma chance final de extrair nutrientes e mandar as coisas não utilizadas para os lugares certos (carboidratos para os músculos, e não para as células de gordura).

Corra, Forrest, corra

Qualquer forma de caça (movimento) ajudará você a emagrecer. Na seção sobre os movimentos, eu falei como planejar as sessões. Para a maioria de vocês, o pem 1, da manhã, significa cumprir o tempo-alvo e esperar depois.

Esse primeiro movimento é mais bem aproveitado com uma forma de movimento que envolva o uso da maior quantidade de músculos possíveis, para que, depois de dormir, você queime o máximo de calorias. Mas, para as outras duas sessões, é melhor fazer algo mais tranquilo. Como?

Achando movimentos de que você realmente goste, de forma a nem se dar conta de que os está fazendo. Fazer algo diferente em relação à atividade da manhã significa menos chance de se entediar. Lembre: **movimento *é* movimento**.

Conforme for emagrecendo, você encontrará energia que nem mesmo sabia existir. Se você ficar animada assim e quiser usar essa animação, não se reprima. Para algumas pessoas, isso pode significar fazer um exercício mais intenso.

Quase sempre, pela tarde e começo da noite, o corpo está mais aquecido que antes; nossos pulmões estão melhores para se encher de ar com o passar do dia. Você pode sentir que o pem 1 aqueceu todo seu sistema.

Você se sentirá solta. Portanto, se sentir uma energia estranha, use-a! Seu corpo está simplesmente se adaptando às novas demandas. Enquanto tiver energia, corra, Forrest, corra! **Nunca "guarde" energia.**

PARA CHEGAR AO UAU...

UAU 6 Seu corpo foi feito para caçar e esperar um pouco antes de comer.

UAU 5 As sessões de movimento fazem os músculos sugar o excesso de carboidratos.

UAU 4 As sessões de espera e movimento da tarde estimulam substâncias extras a ajudá-la.

UAU 3 As sessões de movimento não funcionam apenas porque você gasta calorias.

UAU 2 Até mesmo 15 minutos de caça e espera já estimularão seu DNA ancestral.

UAU 1 Todas as sessões de caça e espera são igualmente importantes.

UAU! **Lembre-se de que sempre, antes de comer, você caça e espera um pouco!**

Heavy metal

O que você sabe sobre levantar peso? Talvez que é o que aqueles fortões fazem, e você acha legal vê-los, e que, se também fizesse, se tornaria igual a eles. *Errado*, errado e errado! Se você realmente quer escutar "UAU", **você tem que fazer musculação**.

Por quê? Eu vou dar pelo menos cinco razões principais. Se você já decidiu que *não* precisa de musculação, tire essa ideia da cabeça! Você até terá a chance de ter um bom corpo sem ela. Mas nunca será *fantástico*. O que você prefere?

Fique maior, fique menor

Fazer musculação a ajudará a diminuir de tamanho. Parece improvável, mas é verdade. Você deve estar lendo isso e pensando: "Eu tentei fazer musculação e acabei aumentando de tamanho". É possível, mas isso é apenas o começo. Como assim?

Quando as pessoas fazem musculação pela primeira vez, elas ganham *um pouco* de músculo, *rapidamente*. Não o suficiente para que fiquem parecidas com um atleta olímpico, mas o suficiente para que se note uma diferença. Ao mesmo tempo, não perdem gordura corporal tão rápido (dieta errada). Elas incham!

Essa é uma ilusão temporária. Imagine seu corpo sendo olhado de cima para baixo. Veja o centro de suas pernas. Ossos. Ao redor deles estão os músculos, depois gordura e depois pele. Se seu músculo cresce, ele empurra o resto e faz parecer que tudo cresceu mais do que realmente cresceu.

Desistir da musculação é um erro. Os músculos são o que a ajudam a *emagrecer* e a *manter* o peso, tudo isso sem passar fome. Mesmo que você ganhe massa muscular rapidamente, você tem que acreditar que esse ganho vai diminuir rapidamente também.

Mas o que tem a musculação então? Deixe-me falar sobre seus estoques de gordura primeiro. Eles são lerdos. Apenas sentam e deitam na rede da varanda! As células de gordura não queimam calorias, **elas são calorias**.

Mas seus músculos são diferentes. Eles são como crianças carentes que sempre necessitam de atenção. O que eu quero dizer com isso é que eles *necessitam* de calorias. Aqui uma afirmação óbvia: você não pode se mover sem os músculos e eles funcionam à base de calorias.

Outra afirmação óbvia: se você tiver mais músculos, vai queimar mais calorias. Os cientistas estimam que cada meio quilo de músculo queime 50 calorias por dia. Ainda assim, todo esse argumento científico é algo antigo e sem foco (especialmente para garotas).

Por quê? Tem a ver com aquela coisa que a gente não faz: teoria! Mais músculos significam mais calorias. Mas pensar assim seria olhar de um ângulo errado. Cientistas: se vocês estão escondidos lendo este livro, façam de conta que não estão lendo agora!

Para as mulheres, construir muitos músculos é improvável. Revistas, livros e artigos científicos estão cheios de dicas bem-intencionadas, mas burras, sobre o ganho de músculos por mulheres. A maioria das mulheres simplesmente não consegue. Mas **é verdade que muitas perdem músculos ao fazer dieta**. Pronto, cientistas, podem voltar a ler.

O horror de 28 dias depois

Na verdade, em quase todas as mudanças de dieta, nós perdemos músculos. A cada meio quilo de músculo a menos, são 50 calorias a menos que você queima. Cinquenta calorias? E daí? E que tal perder 2,5 quilos? As pessoas perdem isso o tempo todo.

Isso diminui seu metabolismo em 250 calorias por dia. Em 28 dias, você queimou 7 mil calorias a *menos*. Suficiente para ganhar 1 quilo. Essa é a terrível verdade por trás do ganho de peso em pessoas que fazem dieta (uma maneira elegante de dizer que a balança deixa de ser legal!).

Isso só acontece se estamos fazendo algo errado. Para a maioria das pessoas, a **dieta só deixa de funcionar se princípios básicos forem quebrados ou ignorados**. Perder músculo é algo que a maioria das pessoas que faz regime ignora, ou até mesmo não percebe.

Cada 30 gramas de músculo que você perde reduz sua capacidade de queimar calorias. E também amedronta o corpo. Nós precisamos de músculos para andar no mundo, literalmente! Se o corpo sente a perda de músculos, diminui o metabolismo para salvá-los.

Mudar muito de dieta faz com que você perca músculos. Isso é ruim, pois eles são seus aliados, ajudam você a lidar de maneira adequada com a comida. Não perca seu aliado, faça musculação!

Então, já que é improvável que você se transforme em um lutador, você tem que treinar como um. **Seu objetivo é manter seus músculos enquanto estiver de dieta** e, portanto, manter seu metabolismo em alta. Demanda quase nenhum esforço, e vale a pena.

Seja firme

Uma vez que você comece a perder gordura, vai *parecer* mais firme. Isso ocorre porque, ao perder gordura, o músculo se aproxima mais da pele, mas a verdade é que os músculos não mudaram muito.

Ao aumentar seus movimentos diários, seus músculos ficarão um pouco mais firmes, mas não muito, e não chega nem aos pés do que poderia ser se você estivesse fazendo musculação. **Ela deixa todos os músculos firmes**, aos olhos *e* ao toque!

Fique inquebrável

Quando os primeiros astronautas retornaram do espaço, eles jamais imaginaram voltar da forma como voltaram. Após sair da nave, eles desmaiaram. E não era apenas de alegria! Esses caras super em forma se tornaram extremamente fracos após suas férias no espaço. Por quê?

O espaço, diferentemente da Terra, não possui gravidade. Pense nela como uma pressão que nos empurra para baixo. Literalmente, como se alguém estivesse pressionando nossos ombros para baixo. Ou, se preferir, é aquilo que nos impede de voar por entre prédios altos!

Passar um tempo perto da Lua fez com que seus ossos e músculos se adaptassem ao novo ambiente. Eles ficaram *fracos*. A maneira mais fácil de copiar o que acontece no espaço é deitar na cama, sem fazer nada. É exatamente assim que a Nasa testa seus pilotos para isso!

Conforme você faz dieta e perde peso, seus músculos e ossos terão menos razão para ficar fortes. É por isso que as pessoas mais leves em geral têm mais fraqueza nos ossos e músculos que as mais pesadas. E em breve você será leve!

Os treinos de musculação colocam pressão nos músculos de forma artificial e os deixam mais fortes. Não se preocupe. Eles não crescem para fora! Mas ficam mais fortes por dentro. Manter seus ossos fortes a ajudará durante a vida e a ajudará a não se machucar.

Modele seu destino

No momento em que você é concebida, ou seja, nove meses *antes* de vir ao mundo, sua forma básica é definida. Isso significa que seus genes possuem um plano. Esse plano contém a medida de seus ossos e a posição de todas as suas células de gordura e musculares.

Mas isso é só o começo. **Com os treinos de musculação, você pode realmente mudar suas formas.** Você não pode mudar completamente suas proporções, mas pode deixar seu corpo mais uniforme, o que significa ficar melhor.

Carboidratos pastores

Quando você come carboidratos demais, cria problemas. Muitos carboidratos flutuando no sangue é perigoso. Por conta disso, seu corpo libera insulina para remover esse excesso e coloca tudo em um lugar seguro. Eu sei que você já sabe isso! Há dois tipos de lugares seguros. *As células musculares* ou *de gordura.* Se seus músculos funcionarem como devem, eles sugarão todos esses carboidratos e os usarão em seguida. Mas se seus músculos não funcionam bem, todos os carboidratos vão para as células de gordura e se transformam em gordura corporal.

Obviamente, nós queremos que esses carboidratos optem pelas células musculares. Qualquer forma de movimento ajuda nesse processo, mas a musculação é a melhor delas. **A musculação faz todos os seus músculos ganharem mais habilidade para sugar todos os carboidratos.**

A esta altura, você já tem razões suficientes para fazer musculação, a qual vai aumentar suas chances de ter um corpo lindo. **Ainda que fosse pelos benefícios à saúde, a musculação garante a perda de gordura.** Convencida? Ótimo! Aqui vão as dicas.

Puxar peso com que frequência?

Primeiro a notícia boa, principalmente se você não está vendo com alegria a ideia de puxar peso. **Você só precisa treinar uma vez a cada dez dias.** Só isso! Pode parecer bizarro, mas é suficiente para que a magia aconteça.

Revistas e livros geralmente aconselham que treinemos três vezes *por semana*. **Não é necessário.** Você precisa fazer musculação para evitar que seu corpo encolha e para isso é suficiente fazer o treino três vezes *por mês*. O importante é com qual *intensidade* e não com que frequência. Se você faz um treino intenso pelo menos uma vez a cada dez dias, estará dizendo a seu corpo que necessita de músculos. E, então, *quão intenso* é esse treino?

Com que intensidade?

Isso é importante. Muitos artigos são escritos com fotos pouco nítidas de mulheres usando sacos de feijão como halteres. Isso só vai fazer seu corpo ficar craque em levantar feijão, o que é muito diferente da vida cotidiana.

Você já deve ter percebido que **a musculação não vai deixá-la musculosa em excesso**. Então, treine duro. E, se você levantar peso pesado, vai se dar conta de que é difícil fazer isso por mais de dez minutos.

De novo, a mídia tende a ser um pouco desorientada na hora de recomendar o número de repetições. Quase sempre fala de 15, 20 repetições, ou até mais. Não tem nenhum sentido!

Se você pode levantar algo 20 vezes, é porque *deve* ser leve. E isso não é útil para estimular seus músculos, especialmente se você não treina todos os dias. Mas e aqueles que dizem que várias repetições ajudam a queimar gorduras?

Nenhuma novidade! Para queimar *muita* gordura, o movimento deve englobar muitos músculos, como na caminhada. Ao fazer um exercício de musculação, seu corpo movimenta no máximo dez músculos em *cada* repetição. Caminhar movimenta pelo menos dez músculos grandes a cada repetição, ou seja, cada passo é como fazer mais de mil repetições por minuto. **Fazer 20 repetições para perder gordura é como caminhar dois passos!**

Treinar com pouco peso e fazer muitas repetições não estimula seus músculos e não é suficiente para queimar gordura diretamente. Use números altos para brincar de esconde-esconde. **Para pesos, suas repetições devem ser no máximo dez. Quando essas dez ficarem fáceis, aumente a quantidade.**

Onde puxar pesos?

Uma academia é o lugar ideal, mas não entre em pânico se essa opção não for viável para você (há quatro alternativas). O bom da academia é que a impede de se entediar, pois há mais variedade e é, em geral, o lugar onde você vai treinar com gosto.

É também mais seguro, uma vez que você saiba o que está fazendo. Pode ser motivador ver outros malhando. Sobretudo se você está acostumada a estar sempre cercada de gente que não a incentiva muito. E se você tem medo de gente muito musculosa, procure um lugar mais tranquilo.

Você pode aproveitar o fato de que muitas academias permitem visitas sem compromisso antes de fazer o primeiro pagamento. Lembre-se: treine duro uma vez a cada dez dias, ou seja, três vezes por mês. É o suficiente para manter seus músculos funcionando e a queima de gordura revitalizada.

E como fazemos com aquelas que não *suportam* a ideia de ir a uma academia, não podem pagar por uma ou são muito novas ainda? Bem, há outras escolhas. Aqui estão algumas para levar em consideração:

Aulas de circuito

A maioria das aulas em academias é muito leve! São aulas ótimas para quando você quer relaxar ou mesmo quando quer passar um tempo com os amigos. Mas, para ajudar a proteger seus músculos da moleza, um tipo de aula se destaca entre as outras. **O treinamento em circuito.**

É quando alguns equipamentos são dispostos um ao lado do outro e um instrutor grita dizendo qual você deve começar a usar. Frequentemente, há música que a ajuda a entrar no movimento. Os movimentos tendem a ser variados e isso é ótimo para os músculos.

O circuito é como um treino apressado de musculação e muitas vão por divertimento. Essa combinação é ótima para aumentar seu gasto calórico também. Uma boa aula pode ser bem dura, então comece com coisas fáceis e vá acrescentando dificuldade conforme for se sentindo pronta.

Agora existem versões ao ar livre desses circuitos em parques e outros espaços abertos. Essas aulas são ótimas, mas somente se pegam pesado com seus músculos (e não apenas com seus pulmões).

Pilates

Joseph Pilates era um guru do *fitness*, autodidata, que elaborou um sistema de treinamento para fortalecer e controlar o corpo (chamado modestamente de "**pilates**"!). Entrou na moda recentemente e é muito bom para quem está fazendo dieta, pois se concentra em realmente usar os músculos.

Existem vários estilos. Alguns usam máquinas e outros usam apenas um colchão de ginástica, mas todos ajudam a evitar a perda de massa muscular. Uma das vantagens do pilates é que a maioria dos lugares permite que qualquer um faça as aulas, ainda que você tenha 12 anos.

Ioga

Muitos veem a **ioga** como coisa de pessoas gordas que buscam coisas suaves, ou ainda como apenas um alongamento com 5 mil anos de existência! Às vezes isso é verdade, mas a ioga pode deixar seus músculos mais firmes, e é acessível a quase todos. Isso a torna boa para nós.

Há diversos estilos de ioga, mas não é necessário para você ficar se importando com tudo isso. Você só precisa achar a ioga mais intensa que puder encontrar. E por intensa eu quero dizer que, após a aula, você sinta que seus músculos foram à guerra!

Como no pilates, e até mesmo no circuito, a ioga não precisa exigir movimentos de alta velocidade. **Nós estamos escolhendo coisas que fazem seus músculos ficarem como estão.** Ao fazer isso, você mantém seu metabolismo alto e sempre progride.

Uma observação sobre aulas

Existe um benefício muito bacana em fazer aulas. Elas *garantem* que seus músculos trabalharam pesado. Tudo o que você precisa fazer é aparecer na aula e alguém vai ajudá-la. Às vezes, tudo de que necessitamos é um estímulo. Se uma aula parece fácil, encontre uma mais difícil.

As aulas simplificam a tarefa de ficar atenta à frequência com a qual você trabalha seus músculos. Embora uma vez a cada dez dias seja o mínimo, não há nenhum problema em fazer um exercício mais exigente a cada sete dias, ou seja, fazer uma aula divertida, porém exigente, uma vez por semana.

Finalmente, as aulas são mais sociais. Treinar sozinha em casa ou na academia, onde você se sente sozinha e intimidada, pode fazer você desistir. Se encontrar uma aula na qual você se encaixa (é necessário algumas semanas para ganhar a confiança dos que já estão), você provavelmente vai voltar.

Treinando em seu quarto

Se você não possui muito dinheiro ou se não quer se aventurar a frequentar um ambiente público ainda, **é melhor fazer alguma coisa de qualquer forma**. Não há nada melhor para isso que treinar no próprio quarto.

Você terá que, no mínimo, arrumar um **conjunto de pesos e halteres ajustáveis**. No começo, talvez até necessite de ajuda para carregá-los até seu quarto! Você pode usar as barras de ferro a que vão sendo agregados os pesos, em forma de círculos, nas pontas.

É necessário que sejam *reguláveis* para ir adicionando mais peso conforme você progride. Se comprar halteres com pesos fixos, eles vão ser superados em pouco tempo, tornando-se leves. Esse é um dos motivos pelo qual os sacos de feijão não funcionam!

Treinar em seu quarto tem vantagens. É tranquilo, você pode se concentrar e fazer os exercícios quando for melhor para você. O principal problema é justamente o oposto disso, ou seja, é fácil se distrair e você poderá nunca criar o hábito.

Treinar sozinha pode ser perigoso também, e você deve ter consciência disso. Os halteres são geralmente seguros, mas podem machucá-la se você deixá-los cair no chão (se isso acontecer, sua malhação secreta vai ser revelada com um estrondo!).

O mais importante é fazer algo que trabalhe vários músculos, sempre a cada dez dias.

Darei exemplo de uma sequência no fim deste capítulo. É impossível explicar exercícios com figuras ou mesmo vídeos. Você precisa *fazê-los*. Algumas de vocês podem optar por contratar um treinador para mostrar os exercícios.

Escolher um treinador

Se você não tem certeza, *pergunte*. Nós escutamos essa pergunta o tempo todo. E, apesar de ouvi-la, a gente quase nunca pergunta. A começar pela escola, onde nossos braços parecem estar grudados ao corpo e, na hora em que ganhamos a coragem para falar, o sinal toca! Não deixe o sinal atrapalhar seu sucesso.

Se você quer usar um treinador para ajudá-la a aprender alguns exercícios e técnicas, ele tem que ser bom. E não estou dando essas dicas para fazê-la economizar dinheiro. Você precisa aprender as técnicas rapidamente e depois usá-las!

Ter um treinador pode fazê-la parecer bacana, mas bacana mesmo é você atingir suas metas. Peça informação a ele, escute bem e depois malhe pesado. Encontre aquilo que a motive e não deixe que o treinador se torne um instrutor militar.

Escolha um treinador que...

- possa ensinar as técnicas corretas em duas horas ou menos;
- coloque o foco em você e não comece a falar com outras pessoas;
- escute seus objetivos ao invés de dar dicas aleatórias;
- nunca se debruce nos equipamentos;
- não fale ao telefone na academia;
- não possua uma personalidade autoritária;
- possua cérebro, e não o corpo do Taylor Lautner, apenas!

Se você encontrar alguém que preencha *todos* esses requisitos, vale a pena marcar uma sessão. Lembre: você apenas quer saber como fazer bem os exercícios e depois trabalhar duro, uma vez a cada dez dias. **Três vezes por mês.** *Simples.*

Se você já se sente bem frequentando uma academia, ou se está determinada a aprender sozinha, darei algumas dicas em seguida. Todos nós somos diferentes, mas esses movimentos são uma boa forma de começar.

Amostras simples de séries de exercícios

Agachamento
(2 séries de 5 a 10 repetições)

Este exercício trabalha os músculos de sua coxa. A parte da frente, de trás e o bumbum! É às vezes descrito como movimento básico, o que é mentira, já que é o mais difícil de fazer certinho.

Aprenda a fazê-lo com perfeição. Irá estimular metade do seu corpo a absorver melhor os carboidratos, queimar mais gordura o tempo todo e dará a você uma forma mais bonita. Como disse antes, todos os exercícios merecem mais do que uma foto; portanto, não vou me atrever a fazer isso aqui.

Desenvolvimento de ombros
(2 séries de 5 a 10 repetições)

Este parece ser um movimento antiquado, de um homem das cavernas! Consiste em ter um halter em cada mão, empurrando-os acima da cabeça. Esse movimento trabalha vários músculos e realmente vai beneficiar sua forma geral e a perda de gordura.

Outra versão ótima é começar com as mãos ao lado do corpo e depois levá-las até sua cabeça. Isso trabalha a parte da frente de seus braços, e depois a parte de trás ajuda a empurrar o peso para cima.

É um movimento que também trabalha seus ombros, o peito e até mesmo os músculos da coluna vertebral, que têm de trabalhar duro para mantê-la equilibrada. Sempre faça esses movimentos em pé, já que é mais seguro e melhor para trabalhar os músculos.

Elevação de braços
(2 séries de 5 a 10 repetições)

Os músculos das costas, mesmo se você for pequena, cobrem uma grande área da parte superior de seu corpo. Você precisa evitar que eles encolham com a dieta, já que todos os músculos a ajudam a lidar com a comida que você come todos os dias. As elevações laterais são ótimas.

Novamente, isso soa como um simples movimento, mas você deve fazê-lo corretamente para obter o melhor dele. Você precisa se curvar, quase como fazendo um cumprimento ao estilo dos atores ao final de uma peça, e pegar um haltere em cada mão.

Então, puxe os braços para trás como se fosse um remo de barco. Isso deve ser feito com cuidado, para não danificar a parte inferior das costas. Tonifica todos os músculos que você não pode ver, e também a parte de trás de seus braços (o que os outros podem ver facilmente!).

Abdominais com bola suíça
(2 séries de 5 a 10 repetições)

Essa bola é a que se usa em pilates e também é conhecida como **bola de estabilidade**. Se você já usou uma, sabe por que tem esse nome! É difícil fazer qualquer coisa nela, e esse é o ponto. Essas bolas fazem todos os músculos, principalmente os do abdômen, trabalhar duro.

Novamente, como os agachamentos, são exercícios vistos como básicos, mas isso não é realmente verdadeiro. Bolas suíças podem parecer um brinquedo inflável de plástico. Você precisa obter o tamanho certo, o que provavelmente significa algo entre 55-65 cm.

Se você faz abdominais sobre essa bola, vê que são muito melhores do que fazê-las no chão. As abdominais no chão podem ser feitas em repetições intermináveis, porque são muito fáceis. E, como você pode perceber agora, fazendo centenas para queimar gordura corporal não vai funcionar.

Comece as abdominais com a bola suíça com seu abdômen esticado, o que dificulta o exercício. Os músculos são como elásticos. Quanto mais você os esticar, mais intensamente eles voltam ao lugar original. Fazendo abdominais assim, tonificará sua barriga surpreendentemente e sua confiança aumentará.

Comentários sobre os exercícios

Obviamente, fiz uma pequena tentativa de descrever em detalhes esses exercícios. Se eu os tivesse descrito com mais detalhes, levaria você a pensar que já sabe tudo de que precisa. Isso seria o mesmo que ter um treinador ruim! Você precisa vê-los sendo feitos da maneira correta e depois aprender.

Todos os exercícios de musculação devem ser feitos em velocidade média. Se você acelerar, corre o risco de se machucar, e os músculos trabalham menos. Fazer movimentos muito lentos significa usar pouco peso, e demorar muito tempo pode fazê-la perder a concentração.

Sua primeira série de repetições pode ser um pouco mais leve, se desejar aquecer os músculos. Mas, ainda assim, **não faça mais que dez repetições**. Usar pesos superleves *não* ajuda os músculos e *não* queima gorduras. **Se for difícil fazer no mínimo cinco repetições, é sinal de que o peso está excessivo. Se você pode fazer mais de dez, talvez esteja leve. Fique entre cinco e dez. Fique craque em contar os números: 5, 6, 7, 8, 9, 10!**

Depois de fazer a primeira série de até dez repetições, você precisa descansar. **Faça isso por três minutos.** Pode parecer uma eternidade, mas, se estiver puxando bastante peso, esse tempo é necessário para que seus músculos consigam fazer a próxima série. Não é uma corrida! Descanse.

Em geral, não é necessário fazer um aquecimento antes, a não ser que você esteja com muito frio. Se for assim, caminhe um pouco, e isso ajudará. Músculos aquecidos são melhores na hora de malhar.

Seus músculos são como faixas de elástico. Se estiverem frios, são menos flexíveis! E músculos flexíveis são fortes. Para chegar aí, movimente-se! O sangue é quente e, quando chega aos músculos, aquece-os.

Como você somente precisa fazer musculação uma vez a cada dez dias, não importa muito quando você deve fazer. Entretanto, de preferência, seria bom malhar *antes* de sua segunda ou terceira refeição (você pode considerar isso uma *sessão de caça e descanso*, fazendo um intervalo de 15 minutos depois). Fazer isso vai ajudar seus músculos a se recuperarem.

Quando você treina com pesos, seus músculos fabricam fendas minúsculas – seria necessário um microscópio para vê-las! Mas essas fendas precisam ser consertadas.

As proteínas ajudam a fazer isso, e comê-las logo após a malhação ajuda nessa recuperação. A mensagem desse enorme capítulo parece complicada, mas não é: **malhe pesado uma vez a cada dez dias e você terá um corpo fantástico, magro e em forma**. Trabalhe seus músculos e eles vão adorar você!

PARA CHEGAR AO UAU...

UAU 6 Para ficar com o corpo todo tonificado, você precisa trabalhar todos os músculos.

UAU 5 A musculação salva seus músculos, os quais a ajudam a queimar calorias.

UAU 4 A musculação ajuda seus ossos a lidar com o excesso de carboidratos.

UAU 3 Puxe pesos com intensidade suficiente para desafiar seus músculos.

UAU 2 As academias são ótimas, mas aulas como pilates, ioga e circuitos também.

UAU 1 Até mesmo treinar no seu quarto com pesos ajuda!

UAU! **Encontre uma maneira de malhar pesado pelo menos três vezes por mês!**

O truque das bexigas

Você deve ter lido o capítulo anterior e se perguntado o que mais pode fazer por seu estômago. Há algo engraçado na forma como tratamos nossa "parte do meio". Nós a tratamos como a mais importante! Ou seja, frequentemente trabalhamos mais nela que em outras partes.

Muitos pensam que, para conseguir uma barriga perfeita, precisam ser muito magros, "nascer assim" ou gastar muito tempo em abdominais. Quanto disso é verdade? Para ouvir "UAU" ao mostrar a barriga, aqui vão algumas dicas.

Bons genes

Sua genética é definida por seus pais, inclusive a forma como sua barriga vai ser. Isso é definido ainda na barriga da sua mãe. Você está pensando: "Não acredito que ninguém me perguntou o que eu queria para meu aniversário de 0 ano!". Pais malvados.

Nesse momento, a natureza joga os dados. Contando apenas com a probabilidade, você terá muitas células de gordura na barriga ou não. Isso não pode ser mudado. Mas não é um problema, pois **todas as células de gordura podem ser encolhidas**.

E, se você possui muitas delas em uma área, provavelmente tem *menos* em outra. Os genes mais incomuns são os daquelas pessoas que têm essas células distribuídas por todo o corpo. Mas até elas necessitam se movimentar e comer bem (ou simplesmente serão *uniformemente* gordas).

Sentar e não notar nada

Se você já fez milhares de abdominais, deve ter notado algumas coisas. Sua barriga certamente ficou mais firme. Isso se deve ao fato de que você trabalhou o principal músculo da parte da frente (chamado "**abdominal reto**").

Você também deve ter notado que *não* perdeu muita gordura nessa área. Isso se dá porque as abdominais, ou movimentos similares, envolvem uma *pequena* quantidade de músculos e, portanto, apenas usam uma pequena quantidade de energia (gordura corporal).

As linhas dos músculos da barriga que formam o efeito "tanquinho" são tendões. Eles protegem seus músculos de eventuais machucados. Conseguir vê-los vai depender da quantidade de gordura no corpo. Para chegar lá, coloque em prática tudo o que aprendeu até agora.

Algumas pessoas notam que malhar ou ser magra não garante que sua barriga seja chapada. E isso é porque a maioria dos movimentos não trabalha um músculo muito especial, que nossos olhos não podem ver. E, se não podemos *ver*, ser magra na verdade não ajuda muito.

É o chamado "**transverso**". Ao trabalhá-lo, você não conseguirá seis gominhos, mas sim deixar a barriga lisa. Pois é, bem animador. Você terá uma barriga chapada como se estivesse com um corpete vitoriano, mas *sem* o desconforto de usar um! E como atingimos esse músculo escondido?

E... sopre

Encha bexigas! Parece estranho, mas funciona, e funciona rápido. Se uma barriga chapada é algo que você deseja, passe um tempo fazendo isso. Vale o esforço. Então, do que você precisa?

Bexigas! Se você puder, compre de tipos diferentes e não se preocupe com o que estiver escrito nelas. Consiga algumas que sejam fáceis de encher (para começar) e outras mais difíceis depois. Não espere que a vendedora saiba qual é qual, apenas compre tipos diferentes.

Para fazer esse exercício, **espere algumas horas após a refeição**. Quando você come, seu estômago, que não pode aguentar muita comida, enche-se rapidamente. Se você se sente cheia, respirar profundamente e fazer força é difícil. E você vai precisar fazer isso!

Se você tem pressão alta, hérnia de estômago, úlcera ou problemas nas costas, pode ser perigoso usar bexigas. Se você não tiver certeza, pergunte a um médico antes de experimentar. Esses são os músculos que você provavelmente não tem trabalhado duro por um tempo. Possivelmente nunca!

É importante fazer os exercícios sem muita roupa. Um cinto apertado, um par de jeans, ou qualquer roupa que a faça se sentir *espremida* são ruins para a respiração. Tire e jogue no chão! E, se possível, sempre fique na frente de um espelho.

E é importante *ficar de pé*, e não sentar. Os seres humanos foram projetados para ficar de pé, se mover ou deitar. O meio do caminho (sentado) dificulta a respiração. Então, pegue suas bexigas, sinta-se confortável e levante.

Começando com a bexiga mais fácil (geralmente mais suave e mais flexível), leve-a à boca e encha-a! Ajuda se você mantiver os cotovelos bastante altos, no mesmo nível de seu rosto.

Quando uma bexiga é nova, é difícil de encher. Tenho certeza de que você sabe disso, especialmente se já foi convidada para inflar algumas para uma festa e falhou! Assim, na primeira respiração, empurre com força, mas vá com calma.

Uma vez que você a tenha enchido plenamente, tire-a de perto de seu rosto e deixe o ar escapar. Inspire profundamente mais uma vez, e encha-a de novo. Se você está na frente de um espelho, quando estiver respirando olhe para ver que os cantos inferiores de sua caixa torácica estão se expandindo o máximo possível.

É bom fazer esses exercícios uma vez por dia e descansar no dia seguinte. Por exemplo, fazer segunda-feira, quarta-feira, sexta-feira, domingo, terça-feira e assim por diante. Você não precisa fazer todos os dias e, além disso, vai precisar comprar uma quantidade suspeita de bexigas!

Soprar uma bexiga é como levantar um peso com os braços, ou seja, **você está trabalhando um músculo**. Quando os músculos funcionam contra uma força, como um peso ou o alongamento de uma bexiga, necessitam de descanso para se recuperarem e ficarem mais fortes.

Mas, na primeira semana, você pode fazer um pouco mais. Isso permite que seu corpo acorde o transverso e ajuda a deixá-lo pronto para ser usado com mais frequência. Tente manter essa rotina na primeira semana (mas não se preocupe se esquecer ou perder um dia).

Quando você soprar o ar para fora com força, naturalmente respirará de forma mais profunda que o normal. **Isso pode deixá-la tonta ou enjoada.** Se isso acontecer, pare. Nós não estamos tentando, pessoalmente, evitar que um balão de ar quente caia! Descanse por alguns minutos.

A melhor hora para encher bexigas é antes de dormir. À noite, nossa capacidade pulmonar (nossa capacidade de respirar) está no auge. Além disso, a respiração profunda pode aumentar o hormônio de crescimento, a substância química que nos torna mais magros, mais firmes e com a pele melhor.

Hora de encher bexigas para a festa!

Dia **1**: sopre a bexiga até 10 vezes.
Dia **2**: sopre a bexiga até 12 vezes.
Dia **3**: sopre a bexiga até 14 vezes.
Dia **4**: sopre a bexiga até 16 vezes.
Dia **5**: sopre a bexiga até 18 vezes.
Dia **6**: não faça nada, você precisa descansar!
Dia 7: não faça nada de novo, você ainda precisa descansar!

Depois de ter concluído essa semana de aquecimento, os músculos terão acordado! É bem possível que, mesmo depois de uma semana, sua barriga esteja mais plana. A partir daí, você pode fazer um plano de manutenção para o resto das seis semanas antes de chegar ao UAU!

Plano de manutenção

– Encha bexigas em noites alternadas.
– Encha a bexiga **20** vezes.
– Descanse por **três** minutos.
– Encha a bexiga mais **20** vezes.
– Jogue a bexiga fora (ou seja, use uma nova a cada vez).

Dia de festa

Após seis semanas, ainda é bom soprar bexigas uma vez por semana, até que o mundo continue fazendo bexigas! Isso vai manter sua barriga plana e forte. Isso a protegerá de todos os tipos de lesões na vida (incluindo dores nas costas).

Num primeiro momento, você vai achar que encher bexigas é estranho, chato e fácil de esquecer. Dê uma chance. Por alguns dias, sua barriga pode ficar dolorida. Depois de uma semana, não mais. Depois de duas, será diferente. E depois de seis, você vai contar UAU em vez de respirações!

PARA CHEGAR AO UAU...

UAU 6 Para ter uma barriga definida, você deve estar magra.
UAU 5 Para conseguir uma barriga mais plana, você deve trabalhar os músculos transversais.
UAU 4 Encher bexigas trabalha esses músculos mais do que qualquer outra coisa.
UAU 3 Respirar profundamente estimula o hormônio do crescimento, que queima gordura.
UAU 2 Encha bexigas em noites alternadas por seis semanas!
UAU 1 Quando terminar seu plano, faça isso uma vez por semana,
UAU! **Saia de casa e compre umas bexigas agora mesmo!**

Presa na metade do caminho

Sim, outro capítulo sobre sua barriga! Nos últimos anos, cientistas afirmaram que a gordura ao redor de sua cintura era a mais perigosa de todas. Sabe o que é mais perigoso? Essa afirmação!

Falaremos um pouco de **gordura da barriga**, mas dar muita importância a isso faz as pessoas, especialmente as mulheres, acreditarem que elas são saudáveis se não têm nenhuma gordura na barriga. Errado. **Todos os excessos de gordura são perigosos.** Sim, mesmo *aquele* pedacinho que você está inconscientemente apertando agora!

Então, qual é o problema com a gordura da barriga? Utilizando escâneres de alta tecnologia, cientistas fizeram varreduras e descobriram que a gordura acima da cintura está fisicamente em torno de órgãos próximos. Os rapazes e as moças de jaleco branco dão a essa gordura escondida um nome estranho, "**gordura visceral**".

A gordura visceral age de forma diferente do que a gordura sob a pele (denominada "**gordura subcutânea**"). A que está sob a pele só nos faz mais macios, aumenta a pressão arterial e pode causar doenças do coração e talvez câncer. Muita atenção, portanto!

A gordura da barriga causa doenças como diabetes, inflamação (por exemplo, artrite), doenças do coração também. Por quê? A **gordura visceral vaza e solta produtos químicos irritantes.** Essa irritação começa lentamente, e fica pior.

No início, piora a asma (se tiver), mancha a pele e até aumenta a acidez de seu corpo. Mas pode ficar muito pior. A irritação de células de gordura faz seu corpo atacar a *si mesmo*.

Se nada for feito, ocasiona dor nas articulações. Você já acordou de manhã e sentiu dores sem razão? Podem ter sido suas células de gordura vazando essas substâncias químicas irritantes durante a noite.

O que é extremamente perigoso é a irritação que afeta seu coração e artérias. Se você irritá-los, pode desenvolver bloqueios em suas tubulações. É um processo lento, mas de uma forma que o torna mortal.

Você pode reduzir a irritação pela ingestão de alimentos naturais e aumentando a ingestão de gorduras ômega 3 (encontradas em suplementos e peixes). Mas eles sozinhos não podem fazer muito. Quer uma maneira melhor?

Fique magra e limpe as células de gordura que vazam! Ter uma barriga grande também produz insulina da maneira errada. Lembre-se: nós dependemos de insulina para limpar nosso organismo depois de fazer uma festa com os carboidratos. **Se você é mulher e tem uma cintura com mais de 90 cm, ou um homem com mais 100 cm, sua insulina pode estar comprometida.** Conserte isso ficando magro.

A maioria de nós descreve onde armazena gordura de formas estranhas e educadas, usando expressões que remetem a frutas, como "maçã" e "pera". Eu amo usar frutas para descrever a forma humana! Mas, como já disse anteriormente, esse tipo de atitude nos faz perder o foco.

E a questão é que **toda gordura corporal em excesso é prova de que estamos fazendo algo errado**. Isso não pode ser negado. Então qual é a solução? Primeiro, continuar a seguir este livro e emagrecer. E, em segundo lugar, ler o capítulo seguinte.

PARA CHEGAR AO UAU...

UAU 6 A gordura ao redor de sua barriga está envolvendo seus órgãos.

UAU 5 Ela vaza substâncias químicas que podem irritar as células do sangue.

UAU 4 Isso causa dor nas articulações, lesões na pele, asma, problemas no coração e diabetes.

UAU 3 A gordura nessa região também faz com que seus músculos não absorvam bem os carboidratos.

UAU 2 Até que você possa perder a gordura, tome cápsulas de ômega 3 para reduzir a irritação.

UAU 1 Se sua cintura tem mais de 90 cm (mulheres) ou 100 cm (homens), emagreça rápido!

UAU! **Apenas se concentre em perder gordura no geral, e essa que está ao redor de sua cintura irá embora!**

Gorda e infeliz: parte 1

Se você olhou o significado de "visceral" no dicionário, provavelmente não encontrou referência a um tipo de gordura na barriga. Deve dizer algo como "o que afeta sentimentos íntimos". Numa linguagem mais formal, quando dizemos que algo é visceral significa que o sentimos lá dentro.

Os cientistas descobriram que, de fato, seus sentimentos afetam a quantidade de gordura que você carrega. O estresse aumenta um hormônio chamado "cortisol", e essa substância faz com que as pessoas armazenem mais gordura na barriga.

A mãe natureza é cruel, não? Se ela vê que estamos estressados por estarmos gordos, libera um hormônio que nos faz mais gordos ainda. E aí nos estressamos de novo! Como podemos romper esse círculo? Aguente aí. Mas, primeiro, deixe-me explicar suas ações.

Sinal de estresse

Quando você fica estressada, seja lá o que estresse signifique para você, seu corpo libera **cortisol**. Por isso os cientistas o chamam de "hormônio do estresse". A origem dele remonta a milhões de anos e existe para nos *salvar* do estresse. Confuso?

Se você está correndo de um dinossauro, precisará de energia rapidamente. A gordura corporal é um ótimo combustível, mas precisa de muito oxigênio para ser queimada. É como uma lenha na fogueira. É necessário abanar e levar muito ar. Você inspira muito ar durante um dia normal.

Quando você está correndo de dinossauros, o ar é sempre insuficiente. Você se move muito mais do que respira. É por isso que a respiração precisa de um tempo para se normalizar depois que você para de se mover (o chamado "recuperar o fôlego"). Quando você fica nervosa, sua respiração também fica ofegante.

Para se mover rapidamente, você precisa de energia. Os carboidratos no sangue são como um lenço de papel e se queimam facilmente, perfeito para um estímulo rápido. O problema é que aqueles homens das cavernas pré-históricos viviam longe de sua fonte de carboidratos.

Mas eles tinham uma pequena fonte dentro deles. Eles tinham o fígado! Ele armazena carboidratos. Qualquer sinal de estresse faz com que seu fígado esvazie seu estoque de carboidratos no sangue, o que a ajuda a correr para longe da grande fera que a persegue.

Note a diferença

O que acontece se sua fera é algo de que você não pode fugir? O que acontece se ela é seu *estresse*, se é mental? Bem, sua herança pré-histórica persiste. **Seu cérebro não sabe a diferença entre estresse físico e psicológico.**

Isso quer dizer que você pode estar sentada na sala de aula, num engarrafamento ou simplesmente preocupando-se com seu corpo e, como você está gorda, liberará cortisol. Devagar, mas certamente, isso esvazia o estoque de carboidratos de seu fígado no sangue.

E sem um movimento físico para servir de combustível, esses carboidratos acabam *se transformando* em gordura. Claro que essa transformação ocorre perto da área onde começou, ou seja, **esses carboidratos não usados terminam em sua barriga.**

O cortisol é um hormônio necessário às vezes, mas nós não fomos feitos para lidar com puro estresse mental apenas. Nós fomos, literalmente, feitos para fugir do estresse.

Antes de dar algumas ideias de como lidar com esse estressante (!) novo conhecimento, eu quero falar de algo que está relacionado a isso. É o que muitos de nós fazemos quando estamos nos sentindo estressados. É talvez o pior hábito psicofísico dos séculos XX e XXI.

Aconchego na comida

Esse subtítulo já diz tudo. Aconchego. Por meio da *alimentação*. Nós temos 2 milhões de anos de uso da comida como combustível e, no último pedacinho de tempo, a transformamos em algo distinto. **A comida se transformou em um abraço**.

Nós necessitamos de um abraço quando estamos tristes, nervosos e entediados – este último detalhe acredito ser o que as pessoas *subestimam*. Abraços de comida são mais confiáveis, pois, ao contrário de seus amigos no Facebook, ela *nunca* está *off-line*!

Por que os abraços dessas comidas são tão bons? Dopamina. Lembra? É nossa substância da recompensa. Ela nos faz sentir bem e nos faz querer sentir isso de novo. E de novo. E de novo. Eu disse de novo de novo? De novo!

O grande "C"

E adivinha que tipo de comida produz o maior fluxo de dopamina? Você acertou. Muito mais do que gordura e proteína, os carboidratos aumentam o fluxo. E **açúcares feitos pelos homens são o crack e a cocaína dos alimentos**, ou seja, o pior do pior.

Como você deve saber a esta altura, o excesso de carboidratos também nos faz mais gordinhos. E sentir-se gordinha não é bom para a autoestima! Para a maioria de nós, sentir-se uma porcaria nos faz ir à geladeira e comer mais porcaria.

Esse padrão de *sentir-se uma porcaria* e *comer porcaria* é o pior vício no planeta. A obesidade é mortal e, ainda assim, alimentar esse vício é possível a todo tempo, e sem o medo de ser preso. Bem, talvez uma parada cardíaca.

Problemas de dependência são os mesmos com todas as drogas. Você precisa de mais e mais para manter o mesmo nível da substância "elevado". No caso de alimentos, os problemas não acontecem apenas no cérebro. Essa alimentação que reconforta faz com que seus músculos fiquem piores, absorvendo esse "conforto".

Seus músculos vão sempre lutar contra o vício em carboidrato. Se você continuar explodindo-os com carboidratos, eles vão parar de trabalhar adequadamente. Eles acabam se irritando com os carboidratos.

A insulina sobe rápida e excessivamente, numa tentativa de enfiar nutrientes nos músculos defeituosos que permanecem com os braços cruzados. Por fim, o órgão que produz insulina, o pâncreas, desiste. **Bem-vinda à diabetes.** Pela primeira vez na história da humanidade, isso agora pode *começar* a acontecer já na adolescência.

Você não tem que entrar nessa lista. Quebrar a dependência de alimentos vem de uma mistura de admitir que você é uma viciada, querer mudar e ficar tão chateada a ponto de realmente acabar fazendo algo quanto a isso. O primeiro passo já está dado.

Passo dois, ir para a prática. Começar a comer refeições, em vez de lanches, mesmo que isso a deixe louca por algumas semanas. **Alimentar-se com lanches é como ver um traficante de drogas com**

mais frequência. Você está muito mais suscetível a ficar viciada. Fuja da turma do lanche.

Movimentar-se ajuda a liberar o estresse, mas não como os especialistas pensam. O estresse raramente é causado por não se movimentar, de modo que se mover mais não é a cura mágica que eles apregoam. *Entretanto*, **movimentar-se sem dúvida ajuda a absorver o excesso de carboidratos liberados pelo estresse**.

Gorda e infeliz: parte 2

O maior passo, e o único, é ir fundo na raiz de seu estresse. **A comida não é a causa de seu estresse e não pode ser uma solução.** Se você respeita a comida como comida, ela não vai voltar para acabar com seu bumbum!

Muitas de vocês se estressarão por não ter um corpo bacana ainda. Se é seu caso, você sabe a resposta. Dê tudo de si, agora. **Ponha em prática este livro. Torne-se especialista. Vá buscar o corpo que você está realmente destinada a ter.**

Resolver a causa de seu estresse é a única abordagem possível. Alimentos nos dão prazer como um bônus. Há um ditado muito antigo, mas ainda muito útil: "Devemos comer para viver e não viver para comer". Mesmas calorias, pensamento diferente.

Se necessário, procure ajuda para enfrentar o que a está fazendo se sentir estressada. Se o estresse a deixa gorda e acelera seu caminho rumo à obesidade, você pode, no fim, chegar a um lugar livre de estresse, conhecido como "morte".

Quando se trata de qualquer tipo de estresse, não o *bloqueie apenas*. **Bloqueá-lo não é lidar com ele.** Ele ainda está lá, exatamente como um programa ou aplicativo em execução em seu computador. Irá operar subconscientemente e deixar tudo mais lento.

Se isso continuar, de tempos em tempos, seu cérebro vai congelar e você terá que reiniciá-lo. E de que forma seria esse reinício? Ele sempre toma o caminho de alguma ação terrível e mal pensada, que apenas temporariamente a distrai e acaba gerando mais dor depois.

Seja esperta. **Encare seu estresse corretamente.** Você pode achar que não há uma solução que mereça sua atenção. Suas tentativas passadas de tentar vencer isso não invalidam as futuras. **A mudança é possível.** Saiba *o que* quer consertar, *por que* quer consertar, e invista nisso de coração e alma.

Muitos especialistas elogiam a hipnose, a meditação, a programação neurolinguística ou mesmo remédios. São temas muito complexos para serem abordados agora. E, o que quer que eles digam, muitas vezes só atuam no resultado do estresse, não na causa verdadeira. O mesmo acontece com a comida. Se a Terra tivesse um comentário sobre esse assunto, poderia dizer algo como:

Não desconte na comida.
Obrigado pela cooperação.

Outra dose!

Álcool. Não estou aqui para dizer se você deve beber ou não. Isso é entre você e seu fígado! Eu estou aqui para dizer que ele pode *aumentar* suas chances de ter uma barriga saliente. E não, não são apenas os homens que ficam com barriga de cerveja.

O álcool geralmente causa problemas nas mulheres porque elas não podem absorvê-lo como os homens. Essas bebidas antiestresse aumentam o hormônio do estresse, o cortisol, e podem aumentar a insulina também. Além disso, **o álcool contém versões vegetais do hormônio estrógeno**.

Não está claro se o estrogênio extra faz as fêmeas desenvolverem gordura da barriga. Em *teoria*, não, mas nossos sistemas hormonais são tão complexos que é complicado prever como o álcool interage com nosso corpo. Se você beber, basta estar consciente disso.

Se você *tem* que beber algo (supondo que esteja no meio do deserto e o oásis local só venda álcool), então seja inteligente e escolha sabiamente. O álcool contém sete calorias por grama. Eu não estou sugerindo que você conte calorias, mas você nunca deve considerar que ele é "apenas um produto químico".

Um problema com o álcool é que raramente é consumido *sozinho*. Em geral, para esconder suas origens químicas, ele é misturado com outras coisas. Açúcar, gordura e até proteína, por vezes, são adicionados para disfarçar o gosto puro que poderia, facilmente, provocar uma careta.

Eu vou presumir que, se você está interessada em ler este capítulo, é porque você bebe álcool para alterar seu estado mental, isto é, relaxar. Se isso é verdade, pode querer considerar as bebidas que a deixam em um estado de relaxamento com a menor quantidade de consumo de energia.

Bebidas fortes
(consumo excessivo de energia menos provável)

Vodca, uísque, conhaque, rum e gim, todos tendem a ser semelhantes em termos de quantidade de energia, se você comparar porções de igual medida. Isso porque eles estão perto de ser *álcool puro*. Em teoria, essas bebidas menos diluídas, mais puras, significam total calórico baixo.

Simplificando, bebidas fortes tendem a fazer com que você chegue "lá" rapidamente (feliz, caída no chão, ou talvez ambos), reduzindo a probabilidade de se empanturrar. Devido a isso, eles são frequentemente *recomendados* em livros de dieta, ou por comunidades de perda de peso. Mas tenha cuidado.

A tendência moderna é misturar esses álcoois puros com açúcar, muitas vezes com outra bebida não alcoólica, cheia de carboidratos. Se esta é sua bebida favorita, lembre-se (*antes* de sair!) de verificar o teor de carboidratos que você está tomando. Carboidratos líquidos ainda contam, mesmo os consumidos no escurinho!

É claro, a tendência recente é misturar bebidas fortes com outras adoçadas artificialmente, de baixo teor calórico ou "zero". Embora isso mantenha baixo o teor energético enquanto você está bebendo, esteja ciente de que os adoçantes, e o álcool em si, *podem* aumentar a vontade de comer todos os alimentos em outros momentos.

Batidas e drinques
(um pouco suscetível a causar consumo excessivo de energia)

Estas são bebidas alcoólicas que foram adoçadas com um creme, ervas, frutas, especiarias ou até mesmo flores. Seu teor alcoólico é de moderado a alto, mas é doce no gosto, e isso tende a reduzir rapidamente o consumo excessivo de energia, já que a doçura geralmente limita suas chances de beber demais.

Vinhos
(muito provavelmente você pode consumir energia em excesso)

O suco de uva antigo, também conhecido como vinho, é uma grande mistura. Os vinhos brancos tendem a possuir índices mais elevados de hormônios femininos (estrógenos) do que os tintos, e também contêm menos nutrientes saudáveis para o coração. Tendo dito isso, todo vinho, independentemente da região ou cor, poderia se tornar um problema. A natureza social do consumo do vinho (dividindo uma garrafa), combinada com um teor alcoólico moderado, é a combinação perfeita para uma maré gradual de calorias, antes mesmo que o cérebro saiba o que passou por sua garganta.

Se você gosta de vinho, basta escolher algo de que você goste, ao invés de escolher com base no que seja "bom para você". Todo álcool tem alguma *neurotoxicidade* (que irrita o cérebro). Use copos menores e tente não se tornar seu próprio *barman* (ou seja, não se sente perto da garrafa!).

Cerveja
(muito provavelmente você pode consumir energia em excesso)

Neste grupo, você também pode incluir chopes e sidras. O ingrediente principal é geralmente um cereal, como milho, cevada ou trigo, juntamente com os aromas, como lúpulo. As cervejas, assim como o vinho, têm um teor alcoólico que varia muito.

O problema com cervejas é a maneira como são consumidas: pela garrafa ou, se na Europa, pela *pint*. Seu alto teor de água muitas vezes mascara o álcool, permitindo que o bebedor abuse bastante no excesso de energia consumida.

Além disso, a cerveja que contém lúpulo pode ser altamente estrogênica. Estrogênios vegetais, hormônios sexuais femininos, podem, potencialmente, mexer com nossos próprios hormônios produzidos naturalmente. Esse excesso de calorias e de química deve ser levado em conta, então tome cuidado.

É importante notar que *todo* álcool pode afetar suas chances de conseguir ser magra e saudável, simplesmente devido à forma como ele a faz sentir-se no dia seguinte. É ótimo se divertir sem compromisso, mas seja inteligente quando se trata de algo que pode deixá-la completamente fora de combate.

Tem fogo?

Ok, vamos falar disso agora. Fumar cigarros causa um aumento (cerca de 3% a 10%) na taxa metabólica, o que tende a durar por 30-60 minutos. Isso provavelmente vem de um aumento no hormônio adrenalina. Eles parecem não afetar o apetite. Concluído.

E agora o lado *ruim*. **Mesmo se você aumentar sua taxa metabólica através do fumo, você pode acabar usando menos energia em geral, porque vai se sentir cansada e se movimentar menos.** Nosso corpo precisa de muito oxigênio para funcionar bem, e fumar atrapalha isso.

Mecanicamente, o alcatrão dos cigarros cobre o interior dos pulmões, como se você derramasse mel sobre seus dedos. Isso torna a vida dos "dedos" *dentro* de seu pulmão – especificamente projetados para obter oxigênio do ar para o corpo – bastante difícil.

Quimicamente, o monóxido de carbono dos cigarros faz com que o oxigênio deixe de ser absorvido pelas células do organismo. É como se eles preenchessem todos os assentos em um ônibus, e aí o bom e velho oxigênio não tem lugar para sentar. Sem oxigênio, não há divertimento, graça, gosto pela vida. O monóxido de carbono também torna a respiração mais difícil em si.

Psicologicamente, o tabagismo faz algumas coisas estranhas. **Se você não se *sente* saudável, porque está ciente de seu hábito, é muito mais provável que você não se importe com o resto em geral.** Qualquer coisa que abale sua motivação na vida não é boa. Com a motivação correta, você pode mover montanhas.

A vida é demasiado preciosa para que você seja escrava de alguma coisa. Todo mundo tem uma mente brilhante. *Todos*. As mentes só se tornam fracas quando uma ideia impertinente assume o controle e toma uma dimensão exagerada. Por que deixar os cigarros estalarem o chicote e fazerem exigências com as quais você se sente mal?

Aqui está minha sugestão. **Não desista de fumar.** Essa ideia, comum *em todos os lugares*, é um pensamento errado. Você não está desistindo de nada. *Desistir* a faz pensar que está perdendo alguma coisa. Quando alguém joga alguma coisa fora, ou desiste, o anseio é ter essa coisa de volta.

Seja saudável e *livre-se* do hábito de fumar. Essa é a verdade. **Liberte-se.** Estudos mostram que mesmo a morte de um ente querido por conta do fumo não tende a ajudar os fumantes a parar. Imagens ou mesmo filmes "de terror" sobre a saúde dos fumantes são ignorados.

Use *qualquer coisa* que a ajude. O modo mais poderoso para se libertar é ter um grupo legal de pessoas a seu redor. **Os grupos de apoio são a melhor maneira de deixar o tabaco de lado**. A chave é a motivação, e outros seres humanos podem ser uma excelente maneira de se beneficiar.

Espelho, espelho meu

Muitos dos problemas que temos discutido se encaixam na descrição de um transtorno chamado **dismorfismo corporal**, ou DC para encurtar. Na linguagem cotidiana, significa se preocupar muito com a aparência física, de modo que mude seu comportamento a cada dia.

Qualquer que seja a descrição, não é bom sofrer disso, sentir-se como se você estivesse nas mãos gigantes de um monstro malvado e desagradável. Os cientistas argumentam constantemente (bem, eles "debatem") sobre o que vem a ser isso, suas causas e o que fazer a respeito.

O DC pode ter muitas formas, tantas quantas são as personalidades humanas, mas o fator comum é *ver* as coisas de forma diferente, e então *sentir-se* mal sobre elas. Esse problema com o exterior entra no interior de seus pensamentos, e isso é o que muda os comportamentos.

Se você tem um DC forte, pode odiar tudo relacionado a sua aparência. Alguns podem simplesmente odiar a pele, os cabelos, o nariz, ou talvez, no contexto deste livro, o peso corporal. Se você odeia uma coisa ou uma centena delas, é um problema para você.

Encontrar uma falha logicamente leva a fixar a falha. Você frequentemente se olha ao espelho, puxa os cabelos, esfrega a pele, exercita-se sem parar, ou faz qualquer coisa que pareça necessária. No extremo, você pode tentar corrigir essa falha evitando a sociedade completamente.

O dismorfismo muitas vezes tem suas raízes na infância, ou no tempo das opiniões (quando nos tornamos adolescentes). Ser ridicularizado é horrível, e até mesmo um comentário descartável pode ficar com a gente por anos. Sofrer agressões é ainda pior. **As sementes do DC são sempre semeadas por outros.**

Eu gostaria de ter um momento para excluir a mídia disso. Embora jornais, sites, revistas, filmes e TV coloquem pressão sobre algumas pessoas, eles têm como alvo *todos* nós, e nunca é a mesma coisa que indivíduos dizendo ou fazendo algo desagradável.

Em algumas partes do mundo onde a mídia não existe, o DC ainda aparece. A crítica vinda de uma pessoa próxima, *diretamente* ou de *passagem*, é o que o define. Imprecisão, ciúme ou simplesmente não pensar antes de falar sempre estarão por perto de alguma forma.

Se você tem DC, não adianta eu dizer que você é uma pessoa bonita, com muito para dizer e oferecer (embora eu esteja certo), porque você não vai acreditar em mim. E eu respeito o fato de que você não acredite em mim agora. Espero que um dia isso mude.

Eu vou dizer o seguinte: o amor *pode* curar tudo, e quem quer que você seja, em um mundo com 7 bilhões de seres humanos, há uma tampa para cada panela. Se você é uma tampa ou uma panela, há outro vagando por aí *procurando* por você. Não o deixe vagando por muito tempo.

Se você está muito deprimida e *precisa* de ajuda, você pode conseguí-la. A melhor aposta, definitivamente, é algo chamado **TCC**, ou **terapia cognitiva comportamental**. Em termos simples, significa fazer coisas para mudar a forma como seu cérebro funciona (cognitiva = cérebro; comportamental = mudança; terapia = fazer as coisas!).

Se, como eu no passado, você acha que a terapia soa deprimente, ou nebulosa, ou algo feito por gente louca, *pense* novamente! *Todos* nós precisamos de um *check-up* do pescoço para cima! Sério, a TCC é muito legal. Trata-se de ver as coisas de forma diferente, desafiando velhas ideias e pensando de maneira nova.

De certa forma, é como ter um treinador para sua vida. Muitos de nós sentimos *vergonha* de fazer coisas para nosso cérebro. Mas por quê? Quer dizer, olha o que você fez para seu corpo, você pegou este livro! O cérebro merece atenção também.

Consultar um especialista é a melhor escolha, de preferência sozinha. Você não precisa contar para ninguém que vai à terapia. **Mantenha isso em segredo, se é o que prefere.** Ou você pode preferir ir a uma sessão de grupo, onde você não é o foco de atenção. E, se você não pode enfrentar o ar livre, encomende um livro, ou pelo menos visite a *Wikipedia*!

Como espécie, nós, seres humanos, temos nos saído muito bem. Podemos continuar falando de nossos polegares inteligentes, nossos sentidos surpreendentes ou nosso incrível cérebro, mas o que nos faz *realmente* um sucesso é compartilhar interesses e encontrar soluções *em conjunto*. Vá buscar um pouco da boa e velha ajuda humana, hoje mesmo.

PARA CHEGAR AO UAU...

UAU 6 Nosso cérebro pensa que nosso estresse é sempre físico e libera cortisol.

UAU 5 O cortisol diz a seu fígado para esvaziar seu estoque de carboidratos no sangue.

UAU 4 Se você não os usar, eles se transformam em mais gordura.

UAU 3 Movimentar-se não resolve o estresse, mas ajuda a absorver os carboidratos liberados no sangue devido ao estresse.

UAU 2 Evite açúcares fabricados pelo homem (rótulos com "ose") já que são "comidas aconchegantes".

UAU 1 Compensar o estresse com "comidas aconchegantes" é um ciclo vicioso que necessita ser rompido.

UAU! **Encontre a verdadeira causa de seu estresse e comece a consertá-la!**

O sono da beleza

Todos nós temos sido informados de que o sono é importante. Na verdade, somos informados disso já quando crianças. Mas dormir geralmente fica atrelado apenas a algo que você faz *quando* está cansado, e para *evitar* o cansaço. Notícia velha. Quer coisa mais recente?

Nos últimos anos, temos descoberto melhor para que serve o sono. Algumas dessas descobertas foram possíveis apenas recentemente, mas a informação não vazou para aqueles que mais precisam dela. Considere-se informado agora!

Há cinco razões sólidas para ter um sono fantástico, e eu quero dizer fantástico mesmo. Não pule este capítulo. Isso é o que a maioria dos livros ou especialistas faz. O sono é algo que fazemos durante 30% de nossa vida, e nós somos muito espertos para ignorar isso. Pense desta forma: **você pode passar mais de 20 anos de sua vida na cama!** Sim, me chocou muito também!

Dormir aumenta seu metabolismo

Seu metabolismo é a taxa com que o corpo usa a energia (calorias). Mantê-lo alto torna sua vida mais fácil (mais magra, mais saudável). A grande maioria das pessoas tem um metabolismo normal. E isso inclui *muita* gente!

Porém, quando você muda sua dieta, seu metabolismo muitas vezes cai. É seu corpo tentando se proteger contra a mudança, já que isso é algo que o corpo faz com cautela. Dê um tempo, porém, e ele se acostumará com o programa.

Nesse meio-tempo, você precisa ter certeza de que ele está trabalhando da melhor forma possível. Para fazer isso, você precisa dormir. Corretamente. Durante o sono, o metabolismo realmente cai. É como seu computador quando entra em hibernação.

Seu corpo tem um limite de tempo. Se você estava planejando fazer algo 2 bilhões de vezes (como batimentos cardíacos por meio de vida), você optaria pela câmera lenta também! Durante o sono, as coisas se reiniciam. É como reiniciar o computador.

Dormir reinicia várias substâncias químicas. Uma delas, o **hormônio da tireoide**, é muito importante para quem quer ser magro. A tireoide define a velocidade de quase todas as reações químicas do seu corpo. Qual a velocidade que nós queremos? Velocidade máxima! Capitão, velocidade!

Se você tem um lindo e *p-r-o-f-u-n-d-o* sono, o hormônio da tireoide se mantém baixo durante toda a noite e depois ressurge como um foguete na parte da manhã! Esse é exatamente o padrão desejado. Quando a tireoide é alta, seu metabolismo fica ligado no turbo.

Mas durma mal e sua tireoide não funcionará adequadamente. Em vez disso, se manterá permanentemente baixa. Suficiente para manter você funcionando, mas mal. Muitas vezes você vai sentir mais frio depois de uma noite ruim de sono. *Banho emagrecedor* logo de manhã? Ui!

Isso porque a tireoide afeta fortemente sua produção de calor. Você pode tirar sua temperatura todos os dias se quiser provar isso. Uma maneira mais simples é observar os arrepios extras nos antebraços à tarde.

Embora a sensação de frio pareça *apenas* desconfortável, é um sinal de que seu metabolismo está gravemente baixo. Lembre-se de que, quando perde calor, vai se livrar de energia (calorias). Você precisa dormir bem para maximizar isso.

O sono deixa seus cabelos, pele e unhas bonitos

Dormir bem deixa seus cabelos, pele e unhas bonitos. Para escutar UAU, ajuda muito ter pele, cabelos e unhas lindos. Perder gordura é um começo, bem como comer sabiamente. Mas o que é ainda mais importante é quão boa é sua "fábrica" de produzir células. E o sono afeta essa fábrica!

Durante o sono, as células de beleza são substituídas. Quer dizer, as células da nova pele, do novo cabelo e das novas unhas nascem nas camadas mais profundas. Leva tempo (por exemplo, de duas a três semanas na pele) para as células atingirem o topo e serem vistas. Um sono ruim não tem consequências imediatas (além das olheiras temporárias).

Muitas vezes você vai encontrar pessoas que têm pele, cabelos e unhas ótimos. Eles são todos feitos da mesma matéria (proteína, além de sono), por isso, se você ingerir boas proteínas, tende a melhorar as três áreas simultaneamente.

Se você continuar dormindo mal, todas as noites ruins na "fábrica" começam a aparecer. Sua pele pode ficar desigual e formar cicatrizes facilmente. Seu cabelo pode ficar sem vida e talvez cairá mais. E as unhas podem ficar muito quebradiças!

Pele bonita parece porcelana, aquele material caro com o qual se faz xícaras e pratos. Cabelo bonito é forte o suficiente para pentear sem medo. E unhas bonitas significam menos dinheiro gasto para colocar unhas falsas!

Durante o sono, a taxa de produção de células de beleza dobra. Isso é "o sono da beleza". A mãe natureza planeja essa sua visita ao *salão* dela com razão. A próxima vez que você vir sua cama, olhe e pense: "Tratamentos de graça!". E aproveite!

O sono estimula tudo o que é bom

Uma das substâncias químicas estimuladas durante o sono é o hormônio do crescimento. É um pouco diferente de outros hormônios, já que seu maior aumento ocorre nas *primeiras horas* de sono. Quanto melhor você dormir, maior será esse aumento.

E por que esse hormônio do crescimento é importante? Porque aumenta a maioria de outras boas substâncias químicas. Isso por si só já seria suficiente para recomendarmos um máximo aproveitamento. Mas o hormônio do crescimento não é um pônei. Ele é um cavalo garanhão que pode fazer tudo e deixar você maravilhosa!

Ele ajuda a fortalecer a pele que, acabamos de ver, passa por transformação durante o sono. Ele também recria seu tecido muscular e faz com que seus tendões e ligamentos fiquem mais fortes (aquilo que mantém seu esqueleto e músculos juntos).

E, ainda que possa parecer pouco sensual, não é bem assim. Para você ter sucesso contínuo, precisa estar livre de machucados e não estar doente (e essa é a única maneira de poder se ver livre da ansiedade). O hormônio do crescimento a ajuda com tudo isso. Porém, há mais.

O hormônio do crescimento queima gordura *enquanto* você dorme, sobretudo se você não comeu demais muito perto da hora de dormir. Embora seu fígado forneça combustíveis no turno da noite, o hormônio do crescimento ajuda também. Apenas um lembrete: **as primeiras horas de sono são vitais**.

E, mesmo além dessas primeiras horas, o hormônio de crescimento continua sendo liberado em pequenas explosões. Cada uma dessas porções percorre todo o corpo, beneficiando a pele, os músculos e até mesmo fazendo com que o cabelo e as unhas cresçam de maneira saudável. Já está com sono? Aguente firme!

O sono e os carboidratos

Sei que a esta altura você pode já estar cansada de palavras técnicas! Não fique assim. Dê uma chance, fique amiga delas, e elas também a amarão para sempre. Nós já sabemos que a insulina é um hormônio que nos ajuda depois de comer.

Quando comemos carboidratos (ou mesmo quando *pensamos* neles), nós a liberamos. Muito carboidrato em nosso sangue de uma vez é algo perigoso. Assim, a insulina aparece para limpar. E, em geral, faz um bom trabalho. Especialmente se você estiver seguindo o livro.

Mas, se você tem um sono ruim, literalmente pode se tornar um "fracasso da noite para o dia", quando o assunto é livrar-se dos carboidratos em excesso. Você ainda bombeia insulina, mas perde a capacidade de conseguir colocar esses carboidratos nas células musculares.

E, claro, aquelas gananciosas células de gordura estão sempre ávidas e parece que não se afetam com nada! Depois de uma noite ruim de sono, elas vão absorver todos os carboidratos em excesso que você deixar por perto. Não é brincadeira.

Você pode desenvolver algo parecido com diabetes apenas por dormir mal. E ser diabético significa maiores possibilidades de engordar.

Mas não se preocupe. Há uma grande cura para esse efeito temporário. Chama-se sono! A mesma pesquisa mostrou que, logo que você recupera seu sono, seu corpo alcança aqueles carboidratos impertinentes e vadios. A insulina começa a trabalhar corretamente de novo. Boa menina.

Dormir dá energia

Você sabe o que quero dizer: energia, vigor, faísca! Nós todos sabemos que dormir mal faz a maior parte do dia seguinte realmente se arrastar. Nós não vemos a hora de terminar tudo e ir para a cama! O sono não é um acidente da natureza, mas é um desastre perdê-lo.

Nós vimos que o sono estimula o metabolismo, faz sua pele ficar bonita, mantém seus cabelos, unhas e músculos em forma, e até mesmo ajuda a lidar com carboidratos adequadamente. Talvez, mais que tudo isso, fornece energia.

Eu não estou falando sobre as coisas que podemos medir em um laboratório. Mas coisas que *confundem* cientistas e psicólogos. As coisas que não podemos explicar. **Nós não sabemos tudo sobre o sono.** Pelo menos, não ainda. Mas nós sabemos que ele permite que você *viva bem*.

Com isso, quero dizer que **deve tirar o melhor de si a cada dia**. Ok, isso está soando extremamente sem graça para o que deve ser um conselho claro! Tudo o que posso acrescentar é que, entre os que fazem grandes mudanças na vida (ou seja, você!), aqueles que dormem melhor fazem melhor.

Talvez venhamos a encontrar os motivos científicos que expliquem por que isso acontece, mas, por enquanto, apenas tenha fé e acredite em mim. O sono ajuda a lidar com os desafios. Você sabe, é como acordar e ter que tomar um banho FRIO!

Como dormir!

Tive que colocar um ponto de exclamação depois desse subtítulo. Claro que você sabe como dormir! É inato. Mas há algumas coisas que ajudam. Algumas dicas de sono só funcionam para algumas pessoas, mas estas ajudarão a maioria.

Dormir uma vez ao dia

Os cochilos são para os gatos! Os seres humanos devem dormir mais profundamente com um longo sono.

Dormir à noite

Temos de evitar toda a luz para dormir, a noite é escura!

Dormir aproximadamente na mesma hora

Não precisa ser exato! O sono apenas gosta de um padrão.

Dormir com um alarme, mas sem usá-lo

Tenha um apenas se necessário. Tenha como objetivo levantar-se quando você sentir que precisa.

Dormir sem estar com fome ou cheia

Você acabará tendo de ir à cozinha ou ao banheiro!

Dormir é a única coisa para a qual a cama foi feita

As pessoas ainda escrevem essa besteira! A cama não é um caixão, ou seja, é permitido mais de um uso!

PARA CHEGAR AO UAU...

UAU 6 O sono repara todo o seu corpo e reinicia todo o sistema.

UAU 5 Ele garante que seu metabolismo queime calorias corretamente.

UAU 4 O sono libera o hormônio do crescimento, que faz você perder gordura.

UAU 3 O hormônio do crescimento repara seus músculos, mantendo-os saudáveis.

UAU 2 Também beneficia sua pele, e faz cabelos e unhas crescerem lindamente.

UAU 1 Uma boa noite de sono ajuda a insulina a lidar adequadamente com o excesso de carboidratos.

UAU! **Não deixe que nada a impeça de ter um sono incrível!**

Deu sede

Água. Pura, simples e gratuita. Ok, talvez nem sempre de graça. A água realmente merece um capítulo só para ela? Merece. Afinal, somos praticamente um saco gigante cheio de água! Esse notável líquido tem seu impacto na perda de gordura e muito mais.

Poder do nada

A água nos mantém vivos. Nada mal para algo com zero caloria. Como é isso? Para começar, se suas células não são cobertas por líquido, elas não funcionam corretamente. E eu estou realmente falando de todas as células.

As células são como bolas de futebol. Se não estiverem adequadamente cheias (sim, eu *sei* que bolas de futebol não estão cheias de água!), não funcionam. Elas literalmente não podem cumprir seu propósito. Se qualquer uma de suas células está desidratada, ela simplesmente desliga.

As células musculares não são diferentes. Mas a única diferença delas é que, ao contrário de muitos outros tipos de células, se você não as deixar beber corretamente, elas revidam de uma forma muito óbvia. Vão torná-la mais fraca fisicamente.

Se você der apenas 3% a menos do que elas querem, vão abaixar seu desempenho em até 30%. Isso é um sério respingo de má sorte!

E, se você está se sentindo muito fraca, dificilmente será capaz de chegar bem até o fim de um dia normal.

O mais perigoso é se você está apenas *um pouco* desidratada. Por quê? Porque você pode atribuir seu cansaço a uma noite maldormida, uma má alimentação, ou mesmo só um dia em que seu cabelo acordou feio! E por baixo de todo aquele "nossa, por que estou tão cansada?" pode existir apenas uma leve desidratação.

Quando você estiver em uma de suas sessões de movimento, vai suar mais e perder água em cada respiração. Depois que você terminar, ainda vai perder água em uma taxa mais rápida, porque estará ofegante. Você pode até mesmo perder água quando estiver na água.

A água faz você crescer

Quando não há água suficiente, nossa produção de hormônio do crescimento parece cair. Não só isso, mas não recebemos um estímulo durante o movimento, algo que é normalmente tão previsível quanto homens babando pela Angelina Jolie.

A biologia e a química disso não são simples (eu estou falando do hormônio do crescimento, não por que os caras babam pela Angelina, óbvio!). A desidratação deixa o hormônio do crescimento fora do eixo. Caso você tenha esquecido, esse hormônio constrói músculos, queima gordura e até melhora a qualidade da pele.

Grande parte do fornecimento de água em nosso corpo é controlada pelos **rins**. Se você perde muita água, o cérebro e os rins batem um papo e *impedem* que você visite o banheiro! Você economiza água. Mas, se você precisar de água com pressa, ela virá do sangue.

Obviamente, há um limite para o que o corpo possa fazer. Afinal, nós não estamos conectados a um hidrante. Então, ele precisa de um pouco de ajuda. Para os curiosos, a quantidade de água que você tem não parece afetar o enrugamento da pele.

Isso porque rugas começam no nível mais baixo da pele, a chamada "**derme**". A derme está sempre cheia de água, como um lençol de água no solo. Ela é danificada por muita exposição aos raios ultravioleta (sol), comer porcaria e excesso de uso, como quando você franze a testa.

Alguém viu minha água?

Então, você sabe que ter água suficiente mantém os músculos felizes, e que eles vão devolver o favor ao não deixar você fraca. Você também sabe que garantir o suprimento de água permite que o hormônio do crescimento receba um impulso adequado durante o movimento.

A questão em seus lábios ressecados agora é: "De quanta água eu preciso?". Durante anos, cientistas inteligentes têm dado respostas ridiculamente complicadas a essa pergunta simples. Talvez nossa obsessão com água os tenha mantido trancados no laboratório.

Existe o famoso "oito copos de água por dia", fórmulas especiais (eu disse que você nunca ia escapar delas!) e teorias sobre monitorar constantemente a cor de sua urina a cada visita ao banheiro!

Mas a resposta é óbvia. **Beber quando você está com sede.** Imediatamente, eu posso ouvir você gritar "aí já é tarde demais!", ou talvez, para soar mais inteligente, dirá que a sede "não é um bom indicador de hidratação".

O sistema de controle dos níveis de água por nosso corpo é excelente. Na era da tecnologia moderna, nossos sistemas são muito superiores a qualquer coisa já inventada. Na verdade, nosso controle de água só funciona mal durante situações extremas. Como?

Como em momentos de movimento constante, intenso, em climas quentes. Por exemplo, durante uma maratona. Mesmo assim, deve-se tomar cuidado para não exagerar. Os corredores morrem por beber muita água, porque dilui substâncias químicas que mantêm seu coração batendo.

Voltemos para a desidratação. É preciso um certo tipo de mente para ignorar o sinal de sede. Uma que a *obriga* a não fazer nada a respeito. E, se você continuar agindo assim, vai acabar correndo (ou rastejando) em direção aos problemas. Assim, **preste atenção a sua sede**.

Para conseguir água, seu corpo a recolhe de qualquer lugar. Água é o mais acessível, seguido por alimentos com muita água neles. E, na verdade, a maioria dos alimentos é assim. Mesmo pão adormecido e seco tem água. Desculpe, mas não há razão oficial para você se "hidratar" com geleia!

Velejando

Eu acho que beber água pura é tão chato! Mesmo assim, evite água com sabor. **Adoçantes artificiais são más notícias.** Eles dizem a seu cérebro "pronto, o jantar está servido", o que mexe com sua química, reduzindo a perda de gordura corporal e aumentando a fome.

Você pode já ter ouvido falar de substâncias que nos fazem perder água. Elas são chamadas "diuréticas". A cafeína é uma. Ela sussurra para seus rins, que sussurram de volta para você: "Ei, por que não ir ao banheiro?".

Mais uma vez, a pesquisa moderna tem exagerado esse efeito. Café e chá foram sempre acusados de nos transformar em ameixas secas! Não é realmente o caso. Confie no design imaculado de seu corpo, e **confie em sua sede**.

Eu quero acrescentar uma coisa a este capítulo, que tem a ver com não adicionar *nada*. **Seu corpo só quer água.** Ele não necessita dos minerais da água mineral. E, na verdade, a maioria delas é pobre em minerais! Coma alimentos para ter minerais.

Em relação a como a água é limpa, é importante obter o melhor que você puder encontrar. E isso é complicado. A água engarrafada tem, muitas vezes, até 2 anos de idade quando você a bebe. Ficar em estoques escuros por cem semanas não garante a frescura mostrada nos comerciais!

Finalmente, beber água junto com as refeições realmente não impede seus excessos. Mas, se você bebe um refrigerante *em vez de* água, vai receber mais calorias (e calorias vazias).

PARA CHEGAR AO UAU...

UAU 6 Precisamos de água, nem muita, nem pouca.

UAU 5 Se as células musculares não bebem o suficiente, você vai ficar mais fraca.

UAU 4 Fraqueza leva ao cansaço, que, por sua vez, leva a menos movimentos!

UAU 3 A desidratação faz com que o hormônio do crescimento não funcione adequadamente.

UAU 2 Seu corpo vai obter água de todos os líquidos, inclusive de alimentos sólidos.

UAU 1 Evite tomar água com sabor, com adoçantes que estragam o apetite e a queima de gordura.

UAU! **Basta ouvir seu próprio corpo para saber se tem sede e, quando ouvi-lo, beba!**

Covinhas não muito charmosas

Celulite. Aparentemente, ela só existe desde 1968, quando a palavra apareceu pela primeira vez. Estranhamente, se você perguntar às mulheres, elas dirão que isso existe desde sempre! Esse problema estranho e que abala a autoconfiança afeta muitas meninas e mulheres.

O que é a celulite? Bem, aquelas que têm sabem perfeitamente como é. Mais comum nas coxas das mulheres, parecem pequenas covinhas que se tornam especialmente perceptíveis quando as pernas ficam esticadas, espremidas ou balançam.

Muitos cientistas, mesmo hoje em dia, não chegaram a um acordo sobre *o que* é a celulite. Embora boa parte disso se deva à honesta confusão científica, algumas das incertezas podem estar relacionadas a razões mais incertas. Tais razões são a *indústria* da celulite.

Soma total

A celulite raramente é pesquisada pela comunidade médica. Apesar disso, a cada ano, uma pesquisa "nova" vem à tona. Aqui dou um pequeno conselho. Nunca se deixe enganar pelo termo **estudos clínicos**.

Um estudo clínico é um estudo em uma clínica. Qualquer clínica! Você poderia montar uma em *seu* quarto. Eu não colocaria o nome "Clínica Meu Quarto" nos anúncios! Talvez algo em latim, como "Pesquisas Domus" (Casa de Investigação). Entende o que quero dizer?

Essas definições levianas, mas totalmente legais, nos levam a pensar que estamos ouvindo um fato científico. A maioria dos estudos clínicos é paga por empresas de cosméticos que poderiam ser mais bem definidas como criadoras da ficção científica!

Os únicos estudos genuínos são os chamados **revisão por pares**, e eles aparecem em revistas científicas lidas por pares (os *nerds* mais experientes). E, quando se trata de celulite, há menos estudos do que você imagina.

Então, o que nós *realmente* sabemos? A primeira coisa é algo irritante. Genética. Embora até 80% das mulheres tenham celulite, ela varia em relação à intensidade com que aparece, e isso não é culpa de ninguém. Tenho que perguntar: por que você não escolheu os pais certos?

A segunda coisa que sabemos é que é extremamente rara em homens. Esta é uma grande pista. Eles têm pele mais resistente. Quando alguns homens perdem testosterona (hormônio), eles começam a ter celulite. A testosterona engrossa a pele.

Em terceiro lugar, nota-se que a celulite nas mulheres tende a piorar com o envelhecimento. Como a maioria das pessoas que envelhecem, elas provavelmente passaram mais tempo ao sol, mais tempo com uma dieta ruim, e mais tempo vivendo de forma não tão saudável, em geral. Pistas, pistas, pistas.

Quando colocamos todos esses fatores juntos, o que parece é que **a celulite são pequenas bolsas de gordura espaçadas de forma irregular, abaixo da pele**. A causa? Ou a gordura não está sendo distribuída uniformemente, ou parte dela está se soltando, ao passo que outra parte ainda se agarra.

Se for o caso de a gordura estar sendo distribuída de forma desigual, o que poderia estar causando isso? Nós temos células de gordura em todo o corpo. *Onde* essas células de gordura vão se concentrar é decidido da mesma forma como você toma decisões. E isso aconteceu no momento em que você foi "chocada", por falta de uma palavra melhor!

Embora você não possa escolher *onde* as células de gordura estarão, não significa que essas células *têm* de ser gordas. As células de gordura podem estar recheadas de gordura, ou podem ser como sacolas de compra vazias. Isso significa que, mesmo que você tenha um monte de células de gordura, não está automaticamente destinada a se tornar campeã mundial de gangorra!

Mas, se você optar por enfiar o pé na jaca, as células de gordura vão inchar, felizes, absorvendo qualquer lixo que você jogue para elas. Aparentemente, até *elas* ficam empanturradas. Se você empurra mais comida, essas células gordinhas ficam maiores e se tornam células mais gordas e, então, BANG, estouram na metade. Sim, duplicam! Uma promoção de 2 em 1 que ninguém quer.

Pode ser que, quando *isso* acontece, ganhemos aqueles buraquinhos que chamamos de "celulite". As células de gordura, quando atingem seu limite (limites pessoais), podem se dividir, e então se dá o surgimento de mais células em lugares aleatórios. **Uma enorme explosão celular e realocação sob a superfície.**

Isso só acontece se você se permitir engordar. Quanto? Difícil dizer. Em algumas pessoas, em algumas áreas do corpo, isso acontece facilmente. Definitivamente, se você desenvolver mais células de gordura, vai aumentar seu potencial de gordura total. Nada bom!

Para evitar isso, **fique magra, enquanto ainda é jovem**. Isso é, possivelmente, todo o caminho até chegar aos 21. Após esse ponto, fica muito mais difícil para que as células de gordura consigam se dividir. Para aquelas que querem quebrar as pontuações elevadas de células de gordura, não é impossível!

Celulite em garotas magras

Algumas de vocês podem estar lendo isso e pensando: "Eu conheço meninas que não são gordas, mas *ainda* assim têm celulite. O que acontece com elas?". Você tem um bom argumento. A celulite é geralmente menos comum em pessoas magras, mas pode existir. Por quê?

Pode ser o que você leu combinado com outro problema. A *qualidade* de sua pele. A pele é nosso maior órgão e um reflexo exterior do que está acontecendo lá dentro. E o interior é sempre complicado!

Voltando para o que nós sabemos sobre os homens e a celulite, mesmo quando os homens engordam, eles raramente têm celulite. A pele do homem geralmente é mais espessa do que a das mulheres. Isso acontece porque tem um pouco mais de **colágeno** e **elastina**.

Estes são os tijolos e cimento da pele, e literalmente a mantêm uniforme. Se você construir um muro forte, não vai saber o que está acontecendo por trás dele. Construa uma parede mais frágil, ou danifique a que você tem, e a história será diferente.

Peles mais espessas parecem mais lisas, não importa o que esteja acontecendo sob a superfície. Os homens podem ter quantidades similares de gordura e células arrebentando por todo lado, mas, como têm pele mais grossa, você não vê. Tão injusto!

Como conseguir o mesmo

Ok, chega de ler sobre a sorte genética dos homens! Você quer saber se há alguma coisa que possa fazer para se livrar da celulite. Sim, há. Você até já tomou conhecimento disso antes, mas agora pode ver a questão sob uma luz diferente.

Dormir bem

Sim, por mais chato que pareça, um bom sono vai ajudar suas coxas. É porque o sono produz uma enorme onda de hormônio do crescimento.

O hormônio do crescimento definitivamente engrossa a pele, o que a torna mais suave e menos propensa a deixar os buraquinhos completamente à mostra.

Demora muito tempo

Se você resolveu ignorar como o excesso de carboidratos a faz engordar, será difícil fazer o mesmo ao ver o que ele faz com sua pele. Muitos carboidratos vão criar os **Produtos Finais da Glicação Avançada**.

O que é isso? São proteínas que ficaram danificadas por excesso de carboidratos apegados a elas. O colágeno e a elastina, os tijolos e cimento da sua pele, são proteínas cuja estrutura pode ser facilmente danificada dessa maneira. Como você pode imaginar, é duro construir uma parede de qualidade (pele) com tijolos quebrados.

Os danos causados afetam a maior parte do corpo. Na pele, provocam enfraquecimento e rugas, o que torna a celulite pior, ou mais provável. Eles até mesmo afetam nosso coração e artérias. Pode haver nutrientes em plantas que ajudem a proteger contra isso, mas é algo complicado de pesquisar.

A maneira de combater esses produtos finais da glicação é manter uma dieta com um nível inteligente de carboidratos. Mais especificamente, é muito importante evitar açúcares artificiais (incluindo aqueles que terminam em "ose"). Eles atacam o colágeno e a elastina mais rápido, tornando sua pele mais velha do que indica sua certidão de nascimento.

Se você estiver comendo mal por um tempo, mudar para uma dieta com baixo consumo de carboidratos resultará em mudanças realmente visíveis. Em seis semanas, você terá renovado de dois a três lotes de células inteiramente novas, e com a pele mais bem alimentada você vai parecer *muito* mais saudável. Faça isso por um ano, e você pode voltar no tempo dez anos (resultados individuais podem variar, ou seja, se você tem 12 anos, eu não posso fazer você voltar a ter dois de novo!).

Faça musculação para melhorar as coisas

Malhar com pesos pode ajudar a celulite a desaparecer (ou não aparecer). Puxar ferro não somente faz o hormônio do crescimento aumentar, o que engrossa a pele, como também pode forçar a aumentar o fluxo de sangue em uma área. E isso é uma grande coisa.

Todo movimento desloca o sangue ao redor, mas, quando você só se concentra em mover uma área, o sangue fica apertado ao redor dela. Se você fizer exercícios com pesos para suas coxas, seus músculos levarão sangue para os menores cantos e recantos.

Algumas pesquisas sugerem que a aparência desigual da celulite pode ser devido ao fato de algumas células não receberem um fluxo razoável de sangue e nutrientes. Isso pode ou não ser correto. Mas, definitivamente, não faz mal nenhum melhorar seu fluxo de sangue.

Então, continue fazendo o movimento geral, mas também não deixe de fazer musculação pelo menos três vezes por mês, e inclua movimentos para as coxas. Quando você faz as contas, vê que isso lhe tomará provavelmente apenas 30 minutos por mês. Sem dúvida vale a pena.

Drenagem

Em capítulos anteriores – "Um banho que emagrece" e "O truque das bexigas" – falamos de algo chamado sistema linfático. É como uma segunda corrente sanguínea, contendo material, incluindo as proteínas e gorduras, e glóbulos brancos, que ajudam a enfrentar as doenças.

Como acabamos de ler, algumas pesquisas sugerem que a celulite possa estar em áreas com má circulação. Impulsionar o fluxo de sangue é uma forma de melhorar, mas pode ser útil drenar nosso sistema linfático. Eu digo drenar, ou seja, fazer o líquido *circular*.

E, para fazer isso, escovar o corpo enquanto você *toma banho* poderia ajudar. Lembre-se: ele precisa de uma leve pressão, e você deve sempre escovar *no sentido do* coração. Felizmente, em uma banheira, você consegue chegar justo à área principal da celulite, suas coxas.

A única outra maneira de aumentar o fluxo do sistema linfático é respirar profundamente. Muitas vezes, os especialistas mencionam que a corrida ajuda a derrotar a celulite. Isso funciona, mas não estritamente pela corrida em si, mas sobretudo devido ao aumento da respiração.

Quando respiramos profundamente, cria-se uma pressão dentro de nós que obriga o líquido linfático a circular por seu sistema. Encher bexigas é ótimo, porque nos deixa respirando profundamente por um tempo, em um mesmo padrão.

Embora encher bexigas trabalhe fortemente os músculos ao soprarmos para fora (o que aplaina sua barriga), nós acabamos respirando profundamente. A respiração profunda também é ótima para a liberação do hormônio do crescimento e para a saúde em geral, ou seja, mantenha essas bexigas cheias!

Emagreça

Sim, exatamente isso. O início do capítulo falou sobre células de gordura se enchendo, mas é necessário um rápido lembrete. **A melhor coisa que você pode fazer para reduzir a celulite, ou evitá-la, é certificar-se de que está no tamanho certo.** O que, definitivamente, significa não estar muito gorda.

Eu não posso lhe dar um peso ou tamanho exato para suas coxas. A resposta está escondida no fundo de seu código genético. Eu posso dizer que, se você **emagrecer**, vai ter reduzido a quantidade de células de gordura, o que melhorará a estrutura da sua pele.

A verdade sobre as "curas" para a celulite

Elas não funcionam. Que bela maneira de começar um parágrafo! Eu só não quero desperdiçar seu tempo. Seu tempo seria muito mais bem gasto em movimentos, comendo melhor e até mesmo não fazendo nada (dormindo). A indústria da beleza está em algum lugar entre a indústria de alimentos e a de medicamentos.

Por causa disso, ela em geral escapa dos regulamentos que existem em ambos os lados. Como mencionei, os testes clínicos significam muito pouco. A maioria dos cremes não desce até a derme, que é a camada mais profunda da pele. Algumas células de gordura são ainda mais profundas.

Mesmo se você vir as palavras "melhora a aparência", dê um passo para trás e leia a frase novamente. Isso significa: "nós não podemos corrigi-la, mas vamos escondê-la por algumas horas". Pode funcionar se você está saindo para uma festa, mas saiba que a celulite não sairá de cena de verdade.

A lipoaspiração não é uma boa solução. Ela pode remover grande número de células de gordura, mas também pode produzir cicatrizes fortes. Não há maneira de prever como a sua pele, ou o corpo inteiro, vai responder a uma cirurgia. Seja gentil com você. Faça outras coisas.

PARA CHEGAR AO UAU...

UAU 6 A celulite é, provavelmente, um excesso de células de gordura para sua pele ou muito grandes.

UAU 5 A primeira estratégia deve ser reduzir sua gordura corporal.

UAU 4 Se você tem menos de 21 anos, mantenha-se magra para evitar duplicação de células de gordura.

UAU 3 Um bom sono profundo aumenta o hormônio do crescimento, que torna a pele mais forte.

UAU 2 Mantenha o baixo consumo de carboidratos, já que, em excesso, eles podem danificar a estrutura da pele.

UAU 1 Escove o corpo no banho para aumentar a circulação linfática.

UAU! **Use todas as dicas e veja o que acontece em duas ou três semanas!**

Verde de inveja

Embora o café seja ótimo para a manhã, você não pode continuar tomando xícara após xícara ao longo do dia. Qualquer coisa em excesso tende a não fazer bem. E o café, incluindo a cafeína que ele contém, também faz mal se você beber muito.

O café estimula o sistema nervoso central, de modo que estimular isso o tempo todo poderia deixá-la superagitada. Na pior das hipóteses, pode fazer seu coração bater fora do ritmo. Sentir isso é assustador, e pode até ser perigoso.

E, para algumas pessoas, tomar muita cafeína tende a reduzir seu efeito. O corpo tenta se proteger de ser superestimulado. Se isso ocorrer, ele necessitará, depois, de muito mais cafeína do que antes para obter o mesmo estímulo.

Para evitar isso, o melhor é beber sua principal fonte de cafeína uma vez por dia e, de preferência, logo depois de acordar. Dessa forma, você obtém todos os benefícios e nenhum dos problemas. No fim, porém, o efeito da cafeína diminui.

Isso leva cerca de seis horas. Depois disso, ainda temos uma boa parte do dia pela frente. Felizmente, a natureza nos deu outra poção secreta! O **chá verde**. Ele tem um pouco de cafeína, mas não o suficiente para causar caos. E contém outras coisas boas.

Folhas de chá verde são da mesma família do chá normal, mas elas não reagiram com o ar por muito tempo. Devido a essa frescura, o chá verde contém altas quantidades de algo chamado **epigalocatequina galato** (EGCG). Memorize isso.

Certamente você não acredita em mim! A EGCG é uma fera potente. Ela faz até três coisas surpreendentes de uma vez. Como o chá verde é barato e fácil de obter, seria loucura não colocá-lo em seu arsenal contra a gordura.

Chá verde, o espantalho

O chá verde parece diminuir o apetite, e isso é fantástico. Isso não significa que você vai parar de querer comer completamente! Ele só coloca o apetite em seu lugar. Não muito alto, nem muito baixo. *No ponto.*

Ele faz isso criando uma substância química chamada norepinefrina (também conhecida como noradrenalina). Esse produto químico é liberado quando seu corpo pensa que está sendo ameaçado (por exemplo, por um dinossauro, um colega de trabalho, um professor). Por causa disso, **o chá verde pode reduzir o apetite**.

A digestão usa um pouco de energia e muito fornecimento de sangue. Se seu cérebro pensa que está prestes a entrar em uma briga, ele precisa que você tenha oxigênio onde é necessário. Ou seja, em seu coração e seus músculos. O apetite diminui.

Chá verde, a fornalha

A substância química da qual acabamos de falar, a norepinefrina, reduz a digestão. Mas o corpo não é burro, e ele percebe que, se você está em apuros, e se você parou de processar alimentos em seu estômago, você vai precisar obter energia de algum lugar.

Bingo! O chá verde atua como o também verde Shrek, libertando a princesa Fiona de sua torre. Em nossa analogia, a princesa representa a gordura corporal previamente estocada! Desculpa, alteza. **O chá verde ajuda a energia armazenada em você ser "resgatada" e usada.**

Chá verde, o cão pastor

Produtos químicos do chá verde também ajudam a lidar com todos esses carboidratos em excesso após uma refeição. Ele faz isso por meio de seus músculos mais capazes de absorvê-los. Isso significa que quaisquer restos de carboidratos são menos propensos a acabar no interior das células de gordura.

Ele faz isso estimulando sua insulina a trabalhar melhor. Mais uma vez, recordo o quão importante é essa ação. A insulina é um pastor cujo trabalho envolve a retirada de nutrientes do sangue, levando-os às células.

Sua função principal é fazer com que os carboidratos entrem nos músculos. Mas também tem um papel pequeno, mas importante, com *outros* nutrientes. Eu chamo isso de *cumprir o papel* de cão pastor (em vez do próprio papel de pastor, que é encontrar um espaço para o rebanho de carboidratos em excesso).

O papel de cão pastor do chá verde ajuda a obter nutrientes como *proteínas*, *vitaminas* e *minerais* para as células musculares, e até mesmo seus órgãos. Isso é ótimo se você está perdendo gordura corporal, uma vez que garante que seus músculos queimadores de calorias permaneçam saudáveis.

Dieta faz com que algumas pessoas percam muita massa muscular. Por muitas razões, perder músculo é uma coisa ruim. É uma loucura, mas um pouco dessa bebida já ajuda o trabalho da insulina, que por sua vez ajuda a manter os músculos fortes. Resultado!

Trabalhamos muito bem juntos

O chá verde funciona melhor quando você o *combina* com outras coisas saudáveis. Por exemplo, tudo que você leu neste livro! Por si só, é possível que aumente a perda de calorias em cerca de 50 a 100 por dia. Mas, é claro, as calorias não são tudo.

Quando é combinado com o movimento extra e melhores escolhas alimentares, é possível que o efeito do chá verde seja muito mais poderoso. Isto é chamado de **sinergia**. É quando as mudanças isoladas de alguma maneira funcionam melhor quando *conjugadas*, ou seja, é uma maneira elegante de dizer que 1 + 1 + 1 = 4.

Quando e como beber chá verde

Somos todos diferentes, mas a pesquisa sugere que o chá verde realmente começa a fazer efeito quando você bebe cerca de duas a quatro xícaras por dia. Isto é, cerca de 500 ml a 1.000 ml. Eu sei que parece uma quantidade assustadora de líquido!

Há suplementos de chá verde (como cápsulas e comprimidos). Eu não recomendo. Por quê? Bem, você reclama muito! Falando sério: sempre que possível, use a fonte natural, normalmente a mais pura e mais segura. Fique com o líquido.

Chá quente é difícil de beber. Na verdade, você pode odiar o gosto de chá verde em qualquer temperatura! Você pode deixá-lo esfriar completamente e usá-lo como um substituto da água ao longo do dia, ou em suas sessões de movimento.

Lembre-se: são as substâncias químicas especiais o que nós queremos, portanto, **não adicione açúcar ou leite**. Se o fizer, você vai anular os efeitos da queima de gordura. É melhor não ter nenhum chá verde do que um frapê de chá verde *mocha choca latte*!

A maioria das marcas mais modernas é de boa qualidade. Talvez ainda melhor sejam as folhas de chá soltas que você pode comprar em uma loja de medicina tradicional chinesa. A principal coisa é que você deixe o chá (ou saquinho) descansar na água quente de três a cinco minutos.

Se você bebe chá verde nas refeições, talvez prefira beber no final. Embora tomado antes aumente o aproveitamento das substâncias químicas de forma rápida e ajude a encher seu estômago, não há nenhum problema em tomá-lo como preferir, não atrapalhando a *sensação* de uma refeição agradável.

O teor de cafeína do chá verde, nos valores que eu apontei, é suficientemente baixo e não causa problema à maioria das pessoas. Como eu sempre digo, somos todos diferentes, e, se você acha que ele diminui seu sono à noite, corte uma xícara.

PARA CHEGAR AO UAU...

UAU 6 A EGCG é uma substância química do chá verde que estimula neurotransmissores.

UAU 5 Estes reduzirão seu apetite levemente.

UAU 4 Eles também aumentarão a queima de gordura corporal entre as refeições.

UAU 3 O chá verde melhora a ação da insulina de absorção de carboidratos em excesso.

UAU 2 Beba de duas a quatro xícaras por dia (500 a 1.000 ml).

UAU 1 Não adicione açúcar ou leite, se possível.

UAU! **Vá pegar um pouco de chá verde e fazer todos ficarem verdes de inveja!**

Mentiras embaladas

A maioria de nós fica feliz em acreditar no que lê. Se é tão preto no branco, *deve ser verdade*. Essa aparência oficial parece mais factual do que um texto escrito à mão, à moda antiga. Mas esse hábito de ler e acreditar pode ser perigoso para sua saúde.

Este capítulo é uma mistura de coisas que você precisa saber quando vai se aventurar... no supermercado! Ele pode ser um lugar confuso e, às vezes, cheio de mentiras. **Você precisa ser inteligente para vencer as mentiras lindamente embaladas, e *pode* conseguir isso.**

É um presente ou um pacote?

Embalagem. Conta. Mentiras. Ela não existe para ajudar o consumidor. É para vender o produto. A indústria da alimentação é enorme, e para se destacar as empresas têm de fazer tudo o que puderem para evitar que você compre uma marca diferente. Como você faria isso?

Anos atrás, elas apenas faziam afirmações sobre o gosto de seu produto. Embora o gosto seja pessoal, o marketing ainda era honesto. Mas, hoje, as empresas sabem que nós não compramos comida apenas pelo seu sabor, ou até mesmo pela aparência. Nós vinculamos os alimentos a nosso corpo.

Quando eu digo corpo, refiro-me a dois aspectos diferentes. Pensamos sobre como um alimento nos afeta *por fora* e também *por dentro*.

Embalagens brilhantes e gosto agradável têm seus limites, mas não há limite para nossa imaginação, nossas preocupações e nossas esperanças.

De tempos em tempos, todos nós temos preocupações. Podem ser com nosso peso, nossa pele, ou talvez apenas com nossos sentimentos. Então, nós também temos a esperança de ter o peso que queremos, a pele linda e nos sentirmos supersaudáveis. Quer dizer, quem não iria querer isso?

Nós carregamos esses pensamentos conosco, à procura de respostas. Se você está em uma loja, assistindo a TV, ou apenas caminhando, seu cérebro está procurando maneiras de reduzir suas preocupações ou satisfazer seus desejos. Empresas de alimentos *dependem* disso.

E elas usam isso para desenhar e fazer o marketing de produtos alimentares que preenchem todas as nossas expectativas. Em teoria, os governos têm órgãos reguladores que devem se certificar de que as empresas não nos digam mentiras. Esse é um trabalho difícil e, bem, alguém deve estar fazendo-o muito mal!

A partir dos anos 1980, os alimentos nas prateleiras começaram a mudar. Eles se tornaram bons para o coração, bons para o peso, com baixas calorias, baixo teor de gordura e, mais recentemente, eles são ricos em nutrientes. Ricos em *nutrientes*, fala sério!

Como nossa obsessão com a saúde e boa aparência cresce, assim também cresce a obsessão de empresas que querem ganhar dinheiro a partir dessas necessidades. O problema é que as empresas têm ganância. E, agora, quase todos os produtos nos supermercados possuem a palavra "saudável" na embalagem!

É verdade que nenhum alimento merece ser chamado de "insalubre", a menos que ele seja tudo o que você coma ou beba. Mas também é justo dizer que nem todos os alimentos podem ser classificados como "saudáveis", ou seja, apenas comendo *mais* daquilo você se tornaria *mais* saudável.

Assim como os tubarões começaram a chamar seus alimentos de "saudáveis", os peixes pequenos também tiveram que fazer o mesmo, ou corriam o risco de seus clientes trocarem de marca. Indústrias de iogurte, cereais e bebidas começaram essa tendência, e elas certamente não vão remover essas oito letras mágicas.

Existem algumas maneiras pelas quais as empresas de alimentos (e lojas) usam o *marketing* e o *design* de embalagens. Vamos dar uma olhada em algumas das principais. Uma vez que você esteja ciente delas, vai ser capaz de dar passos largos pela mercearia, com uma mola inteligente na sola do pé.

Alimentos de veneno de sapo

Orgânico ainda é uma palavra na moda. Os alimentos orgânicos são a garantia de que sua comida não contém nenhum produto químico artificial. E isso é ótimo, porque quem sabe o que podem fazer certas substâncias químicas a longo prazo? Mas "orgânico" não pode garantir que um alimento seja saudável.

Na floresta Amazônica, há sapos que têm uma pele mortal se tocada. Alguns são mais venenosos do que *qualquer coisa* que possamos fazer em um laboratório de química. Isto é, até hoje, ainda não conseguimos criar um antídoto. Mas quer saber? Eles são orgânicos!

Como é legal fazer analogias exageradas com sapos venenosos! Olha, se eu tenho que *decidir* por um alimento e há duas versões, orgânica e não, eu vou de orgânico. Mas eu sei que, quando se trata de alguns alimentos, o "orgânico" não significa nada mais do que uma palavra que se pode usar em uma partida de scrabble!

As empresas de alimentos usam "orgânico" para nos vender coisas que poderiam passar despercebidas. Se você é consciente da saúde, a expressão "pizza orgânica" instantaneamente soa menos impertinente do que apenas "pizza". Eu literalmente fiquei com água na boca depois de escrever essa frase!

Usar a palavra "orgânico" é como obter um bônus. Mas não é o jogo ganho. Os governos tentam restringir as empresas de alimentos a fazer alegações sobre saúde, mas não podem proibi-las de gritar "orgânico" de cima dos telhados do supermercado.

E eles não podem nos impedir de pensar que orgânico é mais saudável. Assim, da próxima vez que vir **chocolate orgânico, sorvete orgânico, pizza orgânica ou qualquer coisa orgânica**, apague a palavra orgânico, e então tome sua decisão sobre se deve ou não comer aquilo.

No futuro, espero que toda a nossa comida seja orgânica. Assim como era antes. E, se ela se tornar assim de novo, todos nós vamos ser capazes de levar em conta, para começar, apenas se um alimento é saudável. Até lá, seja inteligente. **Mentalmente apague "orgânico"; em seguida, escolha.**

Alimentos de pandas

Pandas comem 30 quilos de bambu por dia. Por dia! Leia o capítulo sobre o tamanho do prato! Durante anos, não se sabia por quê. Os cientistas descobriram recentemente que os pandas se convenceram, em algum momento, de que isso era tudo o que eles podiam comer. Estranho.

Sabemos que isso alterou o corpo deles e, agora, o bambu é praticamente tudo o que eles podem comer. O problema com o bambu é que é um alimento ruim! Ele quase não tem nutrientes, e é exatamente por isso que os pandas precisam comer muitos.

Por que estou falando de pandas? Bem, eles são peludos e fofinhos e... Certo, os pandas são um exemplo a partir do qual nós podemos aprender. Muitos de nossos alimentos afirmam ser "ricos em nutrientes", quando isso não é inteiramente verdade. Vamos aos humanos agora.

Pipoca. Se você fizer muito esforço, pode dizer que ela contém cálcio. Nós todos amamos o cálcio, que é o material que faz nossos ossos fortes. Você sabe o quanto precisa comer de pipoca para conseguir uma porção decente de cálcio?

Você teria que mastigar durante todos os oito filmes do Harry Potter (incluindo o número 5)! Ou você poderia assistir a um, dois e três (diversão), sair do cinema, tomar um copo de leite, e ir para casa com cálcio em abundância e zero arrependimento!

A questão é: ninguém deve ser obrigado a assistir *A ordem da Fênix*! Falando sério: as empresas muitas vezes nos dizem que seus alimentos são "ricos em" alguma coisa, *quando eles não são*. É muito comum ler "rico em fibras" ou "rico em xxx", onde xxx é um nutriente potente.

Tomemos como exemplo o pão. Em alguns países, para ser chamado de "rico em fibras", um alimento deve ter mais de três gramas de fibra por porção. É uma quantidade útil, três gramas. Mas o problema é que **os governos não podem forçar as empresas a corrigir o que uma porção significa**.

Uma empresa pode fazer pão com três gramas de fibra por porção, e esta ser *uma fatia*. Outra empresa também poderá ter três gramas por porção, mas esta equivale a *quatro* fatias. Afinal, por que fazer apenas um lanchinho, não?

Esse princípio do panda e também da pipoca e do Harry Potter são úteis em todas as visitas à maioria dos supermercados. As porções muitas vezes precisam ser enormes só para termos uma pequena quantidade do nutriente que o produto é "rico em", motivo pelo qual, originalmente, compramos aquilo!

No geral, **esses truques nos fazem comprar alimentos de que não precisamos de fato**. Eles prometem nos deixar *saudáveis*, mas geralmente apenas nos fazem *comer demais*. E, muitas vezes, é quando os carboidratos realmente acabam ganhando a batalha.

Alimentos únicos

Assim, muitos alimentos afirmam ser "saudáveis", porque contêm um novo meganutriente da moda. Se você der a volta no quarteirão, e depois analisar a lama na sola de seus sapatos, vai encontrar algum tipo de meganutriente. Estou falando sério! Pegue um microscópio.

Mas, obviamente, se você lamber a sola de seu sapato, as empresas não farão dinheiro. Se você fizesse isso, teria que lamber um monte de lama para obter uma pequena quantidade de nutrientes especiais. E, ao mesmo tempo, você provavelmente comeria um monte de coisas ruins.

Parece extremo, mas é como muitos alimentos são. Promovidos como "saudáveis", eles realmente têm *alguns* bons nutrientes, mas também têm *muitas* coisas ruins. E essa é a verdadeira e impertinente natureza desses alimentos: baixo teor nutricional.

Um grande exemplo são os sucos de fruta que contêm virtualmente nenhum suco de fruta! Há muitos desses no mercado. Eu não estou certamente alegando que o suco de frutas seja saudável em si, mas, se eu comprei algum, quero um pouco de suco de fruta de verdade!

No caso desse produto, você encontrará sabores artificiais, corantes, adoçantes artificiais, conservantes artificiais, muitos açúcares artificiais. E, ainda assim, você comprou esse produto porque queria suco de fruta, o que deve representar apenas 10% do conteúdo!

Alguns produtos aproveitam quaisquer que sejam os meios de comunicação mais recentes. Tome como outro exemplo o **licopeno**, uma substância química abundante no tomate e que pode reduzir o envelhecimento. Quando a notícia de seus benefícios chegou à cidade, cada bisnaga de ketchup, de repente, tornou-se "saudável".

O ketchup de fato contém licopeno, por causa dos tomates. Não por causa das toneladas de açúcar adicionadas ao ketchup, ou dos aromas ou conservantes. E, mesmo assim, nas quantidades que as pessoas usam de ketchup, não é fácil conseguir uma quantidade significativa do licopeno.

Também vale a pena ressaltar que algumas empresas falam nos nutrientes por causa de descobertas recentes de pesquisas, quando, na verdade, a descoberta não é *realmente* uma descoberta. Quer dizer, a importância da pesquisa pode ter sido exagerada.

Você estava se dando bem na sua vida sem o licopeno, mas, logo que soube que ele existia, passou a ter de consumi-lo! Mas para isso precisou obter os carboidratos extras também. O licopeno é apenas um dos milhares, se não milhões de substâncias químicas de plantas a nosso redor. O pânico já acabou.

Como no caso do panda e do Harry Potter, o alimento *único* é algo para observar. Não se deixe influenciar por alegações de algo ser "saudável". Os alimentos mais saudáveis não precisam avisá-la sobre isso. Alimentos que fazem alarido muitas vezes *escondem* muitas coisas ruins também.

Alimentos felizes

Esta é a novidade mais recente. Produtos que afirmam que você *se sentirá* bem se os comer. Empresas de iogurte são provavelmente o melhor exemplo disso. Deixe-me ver se entendi: muitos iogurtes são excelentes alimentos. Você pode ouvir o "mas" vindo logo ali?

Mas algumas empresas de iogurte nunca estão satisfeitas! Elas conseguiram nos vender iogurtes com 0% de gordura (iogurtes com muito carboidrato), "ricos em cálcio" (precisa comer um balde) e com "baixa lactose" (para começar, eles nunca contêm muita lactose).

Agora elas foram muito mais longe. Inventaram iogurtes que a fazem "sentir-se melhor". Você *se sente* melhor? Certamente, como você se sente é algo muito pessoal. Esses caras são espertos. Eles aprenderam com as indústrias de cosméticos. Eles fizeram "testes".

Estritamente falando, as indústrias não afirmam ter feito "testes clínicos", mas fizeram algo melhor. Elas têm, como slogans, "Oito em cada dez mulheres se sentiram um zilhão de vezes melhor depois de duas semanas". Todas querem fazer parte desse seleto grupo.

As empresas sabem que não podem dizer diretamente que aquele produto a faz se sentir melhor ou mais bonita. Mas elas podem dizer para você que outros disseram que foi *exatamente* isso que aconteceu! É um exemplo do "não dissemos isso, foi ela quem disse". E isso funciona!

Tudo o que você precisa é de um grupo de pessoas aleatórias, pobres e famintas para experimentar sua comida e depois preencher um questionário. Se o grupo diz que o produto o fez se sentir bem, você pode dizer isso a seus clientes. Dois problemas. As pessoas não são aleatórias, e não há gente suficiente.

A maioria das pessoas que preenchem as pesquisas é aleatória. Mas os pesquisadores de alimento não gostam dessa abordagem de esquina. Eles gostam de anunciar, encontrar pessoas, cuidar bem, e pagar-lhes. Se você fizer isso com estranhos, eles geralmente vão ser simpáticos de volta!

Indústrias de alimentos (e cosméticos) mantêm pesquisas pequenas. Isso significa menos de mil ou até cem pessoas às vezes. Com grupos maiores é simplesmente *muito* complicado levar no papo! A propósito, se 75% das pessoas gostavam de alguma coisa, 25% não. E isso mesmo *depois* de você ter pagado e acompanhado todas elas!

A questão é que muitas vezes compramos esses alimentos com base em afirmações frágeis, por supor que nós vamos nos "sentir melhor". Esses alimentos são geralmente misturados com toneladas de açúcar e, **uma vez que você comece a comprá-los, continua fazendo isso por puro hábito**.

Todos os tipos de alimentos que mencionamos dependem de **marketing**. Se não tomarmos cuidado, podemos facilmente acabar acreditando naquilo que dizem e comendo coisas de que realmente não *precisamos.* **Sempre que você vir "saudável" em algo, considere-o não saudável, e deixe-o provar a inocência depois de terminada a inspeção.**

PARA CHEGAR AO UAU...

UAU 6 O design das embalagens é feito para vender o produto.

UAU 5 Alimentos orgânicos estão livres de química, mas isso não é garantia de que sejam saudáveis.

UAU 4 Alimentos "ricos em" exigem o consumo de porções gigantes para se obter uma quantidade necessária do nutriente.

UAU 3 Isso pode fazer com que você coma carboidratos e calorias demais.

UAU 2 Não se engane e não compre produtos com nutrientes que você não está procurando.

UAU 1 Não vá às compras com fome, ou o marketing e a embalagem podem enganá-la.

UAU! **Fique atenta a todas as embalagens de alimentos que tenham a palavra "saudável" escrita!**

Rotação de culturas

Quando se trata de frutas e verduras, é sábio escolher as mais diversas possíveis. Este conselho é algo que se aplica a todos os seres humanos, para os que estão de dieta e também para os que nunca pronunciaram essa palavra com a letra "d".

Mesmo a ciência hoje sendo tão sábia, ela ainda não sabe tudo. Nos últimos dez anos, nós descobrimos o "milagre" dos mirtilos; em seguida, da romã; e, depois, do goji, e do açaí, e assim a lista continua.

Cada nova descoberta, além de agregar informação a nosso conhecimento, é também uma forma de a natureza dizer "vocês não sabem tudo". E até que saibamos (se é que algum dia vamos chegar lá), é inteligente provar frutas e legumes diferentes. **Adote a rotação de colheitas!**

As pessoas muitas vezes falam da Amazônia como sendo uma *caverna de Aladim* das plantas, mas e daí? A maioria de nós nem mesmo explorou 10% do que está em nossas cavernas da mercearia! Nós tendemos a ser criaturas com hábitos.

Um estudo uma vez detectou que as pessoas com taxas superbaixas de incidência de câncer tinham uma maior variedade de alimentos em sua dieta. Na verdade, essas pessoas consumiam mais de 50 diferentes tipos de comida por semana. Este é um estudo interessante, mesmo se você só quer perder gordura.

Os pesquisadores também descobriram que uma boa variedade caminha de mãos dadas com boas pernas. Então, ser magro se relaciona ao consumo de uma grande variedade de nutrientes? Ou se relaciona a evitar comer muito um alimento impertinente? Vai saber. Mas há um segredo a ser buscado.

Há talvez coisas nas plantas que são superúteis para a perda de gordura. E também há talvez coisas em outras plantas que dificultam isso. Até onde nosso conhecimento científico alcança, **é bom ter variedade**.

O bacana de mudar sempre as frutas, legumes e verduras é que isso ajuda a esquecer que você está "de dieta". É crucial o gosto pela liberdade. **Uma maneira certeira de fazer uma dieta fracassar é a pessoa ficar entediada com a comida.**

Agora eu não estou fingindo que mudar de maçãs para pêssegos seja excitante, ou que comer pimentão vermelho em vez de verde faça seu pulso acelerar, mas pode ajudá-la a evitar o tédio. O que é excitante deve fazer parte de seu plano para receber os UAUs!

PARA CHEGAR AO UAU...

UAU 6 Legumes e frutas contêm nutrientes saudáveis.

UAU 5 Alguns destes não foram descobertos ou nomeados ainda.

UAU 4 Frutas e verduras podem conter coisas que alteram a velocidade da perda de gordura.

UAU 3 Eles também podem conter coisas que bloqueiam a perda de gordura.

UAU 2 Pesquisas mostram que as pessoas que comem de forma variada são mais magras.

UAU 1 Variar frutas e vegetais pode ajudar a evitar o tédio da dieta.

UAU! **Coma todas as frutas e vegetais disponíveis, pelo menos uma vez!**

Prato no tamanho certo

Uma das melhores maneiras de comer de forma mais inteligente é utilizar pratos menores. Eu não estou pedindo para você comer em um pires! Eu estou sugerindo que você volte a usar pratos nos tamanhos que usávamos antes, quando as pessoas eram muito mais magras.

Em termos simples, **pratos grandes são um convite para problemas.** Um prato com 25 cm de diâmetro não é inteligente. O limite máximo deve ser de 23 cm. Obviamente, restaurantes permitem que você escolha a comida, e não pratos!

Mas, para refeições em casa, use um prato menor. Compre um se precisar. A tentação com um prato maior é simplesmente comer tudo que está sobre ele. Há todos os tipos de psicologia em andamento nisso, e é difícil bloquear. **Compre um prato menor!**

Há um lugar chamado Okinawa. É um pequeno grupo de ilhas perto do Japão. As pessoas que vivem lá muitas vezes chegam a cem anos e estão sempre magras e saudáveis. Elas têm um provérbio: *"hara hachi bu"*. Aparentemente, foi Confúcio que disse. Confuso?

Eu estava, até que o Google Translate chegou! Isso significa: "Coma até ficar 80% cheio". Isso não significa comer 80% de qualquer prato, porque seu prato pode ser do tamanho do de um panda! As pessoas em Okinawa usam pratos menores, e você também pode. *Domo arigato!*

PARA CHEGAR AO UAU...

UAU 6 Nós comemos com os olhos, não com o estômago.

UAU 5 Se há espaço no prato, você vai preenchê-lo e ficar cheio demais.

UAU 4 Pratos com 23 cm de diâmetro são suficientemente grandes, e você pode parar de comer além da conta.

UAU 3 Escolher copos pequenos também pode ajudar.

UAU 2 Pressões sociais criam culpa por deixar restos de comida.

UAU 1 Reduza os pratos em casa e coma pequenas porções quando estiver fora.

UAU! **Use um prato pequeno, mesmo que seja o de um bebê ou de um bicho de estimação!**

Quem está contando?

Em 1824, um cientista francês, escondido em um laboratório secreto no meio da Europa, descobriu seu pior pesadelo. Mais assustador que Frankenstein e capaz de aparecer à luz do dia (ao contrário de Robert Pattinson). Ele descobriu a CALORIA!

Se isso fosse *Harry Potter*, a gordura na dieta seria um Comensal da Morte e as calorias seriam o lorde Voldemort! Calorias são más. Elas estão em toda parte. E elas devem ser destruídas. Isso é verdade? As calorias realmente *merecem* uma má reputação?

Primeiro de tudo, deixe-me explicar o que é uma **caloria**. Uma caloria é a energia necessária para aquecer cerca de 2 litros de água a –17 ºC. Sim, é verdade, as calorias são como aquecer uma chaleira grande!

Anos atrás, os cientistas pegaram pedaços de vários alimentos, colocaram em um equipamento e os "queimaram". Quanto mais aquecida a água, mais energia ele tinha. Os cientistas chamaram essa energia de "caloria" (que vem de *calor*, palavra de origem latina).

Estranhamente, se você beber água muito fria, o corpo gasta uma pequena quantidade de energia para aquecê-la até a temperatura do corpo. O efeito é pequeno, você pode cancelar a ida à piscina agora mesmo!

Hoje, eles não colocam fogo nos alimentos, mas os analisam quimicamente em vez disso. De qualquer forma, as calorias são importantes? Não. Tecnicamente, os seres humanos "obedecem às leis da física", da qual fazem parte as calorias. Obedecer soa como "dever" disfarçado!

A física diz que a energia (calorias) não pode ser criada ou destruída. Diz que a energia apenas assume outras formas. Isso supostamente quer dizer que, por controlar as calorias, podemos fazer previsões exatas sobre se vamos engordar ou não.

Isso poderia ser verdade, se nosso corpo só prestasse atenção na física. Mas isso não acontece. Nós *obedecemos* a outras disciplinas, como a biologia, a química e a bioquímica. A psicologia também. Mesmo o físico *über-nerd* Einstein admitiu que ele não sabia de tudo.

Se você analisar as dietas nas quais o alvo principal é simplesmente reduzir calorias, o sucesso a longo prazo é muito baixo. **Nosso corpo é muito mais esperto do que só lidar com números.** Temos hormônios, genes e uma variedade enorme de padrões de pensamento.

Com tudo isso combinado, é besteira olhar *apenas* para as calorias. Mesmo que controlar calorias fizesse alguém magro, não ajudaria a controlar a saúde em geral ou sua aparência. Quer uma prova?

Pessoas de todo o mundo vivem com quantidades muito diferentes de calorias por dia, de 1.000 a 5.000. E todas elas são magras. Como pode? Isso ocorre sobretudo porque suas dietas são *tradicionais*, ou seja, com muitos milhares de anos de idade.

Elas comem alimentos naturais, coisas que sempre comeram. Quando são introduzidas à alimentação ocidental, ou seja, alimentos alterados pelo homem, elas engordam ou ficam doentes. Ou as duas coisas. Sem dúvida, isso sempre acontece quando alimentos ricos em carboidratos entram em cena.

Contar calorias é como chicotear um cavalo para fazê-lo ir aonde você quer. É muito melhor fazer amizade com ele e esquecer o chicote. Aquele cavalo bom é o *alimento natural.* E é algo que não vai decepcioná-la, se você fizer tudo certo.

Contar calorias é chato, e definitivamente gera ansiedade. O tédio e a ansiedade são dois sentimentos que você não quer para sua vida! É por isso que geralmente eu evito falar de calorias.

Eu escrevi sobre elas porque muitos ficam com medo, sem ter um limite ***exato*** a respeito. E eu estou bem ciente de fórmulas, dietas e dispositivos que afirmam poder trabalhar com isso. Não podem. E eu não vou elaborar uma resposta para você.

Tão logo você realmente *entenda* este livro, será capaz de queimar e escolher calorias mais inteligentes quase que inconscientemente. Evitar as calorias por si só é desnecessário. Elas vêm do tempo de Frankenstein. São um monstro que você pode colocar para dormir agora mesmo!

PARA CHEGAR AO UAU...

UAU 6 Calorias são uma medida muito básica de energia dos alimentos.

UAU 5 Calorias de diferentes fontes agem de forma diferente em seu corpo.

UAU 4 Descobrir suas necessidades de calorias diárias é uma tarefa impossível.

UAU 3 As fórmulas de cálculo de calorias, portanto, dão a você uma falsa sensação de segurança.

UAU 2 Uma boa saúde tem a ver com nutrientes, e não com um número de calorias.

UAU 1 Pessoas com dietas pouco ou muito calóricas podem ser igualmente magras.

UAU! **Esqueça a contagem de calorias e conte UAUs!**

A receita do desastre

Ensopado à la UAU
(Serve 0 pessoa)

Ingredientes

Três conhecidos livros de dieta
1 litro de água
Corante marrom para alimentos
Cola para artesanato

Instruções

Pegue os livros de dieta e pique em pedaços pequenos. Ferva em um litro de água até levantar fervura. Adicione uma pitada de corante alimentar marrom e mexa por mais 15 minutos.

Desligue o fogo, deixe a panela esfriar e adicione 5 colheres de cola de artesanato. Coloque em espera por 60 minutos, e mexa a mistura. Retire da panela e cuidadosamente modele essa bagunça em forma de bola. Deixe endurecer durante a noite.

Voilà!

Pegue a bola, dê alguns passos para trás, e chute para o espaço!

Para aqueles que leram livros de dieta ou saúde antes, você ainda pode estar folheando e pensando: "Ok, onde estão as receitas?". Ai, me esqueci de colocá-las! É claro que não é verdade. Eu não as coloquei de propósito!

Receitas não têm lugar em *Seis semanas para UAU*. Espero que agora você tenha alguma **segurança para escolher seus próprios alimentos**. Mantenha a diretriz de preencher seu prato com proteínas e as porções de carboidratos bem baixas. Evite os *velozes e furiosos*. Estou resumindo, mas você já entendeu tudo.

O único tipo de livro que merece ter receitas é um livro de receitas! Sério. Eles ensinam as pessoas a cozinhar saborosamente novos pratos. E isso *melhora* nossa relação com a comida. **Livros de dieta com receitas prejudicam nossa relação com a comida.**

Por quê? Porque nós inconscientemente entendemos que os alimentos que não estão no livro *podem* não ser bons. Besteira! Só porque um autor não conseguiu encaixá-los em seu livro de dieta não faz deles um alimento proibido. Significa apenas que eles estão economizando papel ou tinta!

Receitas para dietas reduzem a verdadeira confiança. Receitas são bacanas quando você pode vê-las, assustadoras quando não pode. Você precisa de uma confiança que funcione em qualquer situação social, não apenas em casa. E, se você não pode cozinhar receitas de dieta, isso *realmente* machuca seu ego!

Você sabe por que as receitas estão sempre no final do livro? Para fazer você se sentir bem. Receitas estão lá para explicar o que o resto do livro não podia! **É muito melhor quando você entende tudo e pode escolher seu alimento sozinha.**

Receitas também são semelhantes ao que o autor gosta. Os escritores franceses vão incentivar o uso de comida francesa, comedores de carne recomendam apenas carne e vegetarianos insistem nas plantas. Boas ideias trabalham com uma combinação infinita de alimentos.

Eu não me importo se você tem 8 ou 80 anos. Você tem idade suficiente para escolher seus alimentos! Use o conhecimento que adquiriu neste livro para fazer suas próprias receitas.

PARA CHEGAR AO UAU...

UAU 6 Receitas em livros de dieta fazem com que os alimentos ausentes pareçam impertinentes.

UAU 5 Receitas em livros de dieta reduzem sua autoconfiança para escolher.

UAU 4 Receitas em livros de dieta a fazem esquecer princípios básicos.

UAU 3 Receitas em livros de dieta são influenciadas pelo paladar de um escritor.

UAU 2 Receitas em livros de dieta não duram toda uma vida.

UAU 1 Receitas em livros de dieta nunca ficam como está no livro.

UAU! **Você é uma perita agora, então, comece a escolher os alimentos você mesma!**

Após seis vem sete

Então, já é tempo. Você já praticamente chegou ao fim. Talvez esteja lendo a coisa toda antes de começar. Se esse é o caso, esta seção é um vislumbre de seu futuro. Muitas pessoas perguntam: "O que eu faço depois que terminar?".

Depende. Se você não está perto de ter o corpo que tinha em mente quando começou a ler, pode querer continuar usando todas as técnicas até chegar mais perto. Você pode usar tudo, ou simplesmente usar partes que realmente funcionam para *você*.

Mas e se você já *chegou* a um ponto em que pode se olhar no espelho e se sentir orgulhosa? E aí? Seu sucesso significa que a maior parte dos sistemas biológicos e químicos de seu corpo foi aprimorada. Tornou-se eficiente.

Eficiente? É uma maneira elegante de dizer que seu corpo agora funciona bem, com menos esforço, ou seja, é mais fácil ficar magra. Mesmo assim, há algumas ideias maravilhosas que são práticas e sempre **valem a pena**. Aqui estão as sete maravilhas do mundo da dieta.

1 - Nunca comer sem se movimentar antes

Eu não estou diretamente falando de *pular o café da manhã*. Mas **nunca coma qualquer coisa, em qualquer momento, sem antes fazer algum movimento**. Este é, sem dúvida, o melhor conselho que você poderia seguir quando o assunto é permanecer magra e saudável.

É completamente antinatural comer sem se movimentar primeiro. Você não pode obter alimentos na natureza sem se mexer! Nossos estilos de vida modernos podem até ter 200 anos de idade, mas nossos genes têm mais de 2 milhões de anos. Nós devemos, devemos, devemos mexer o corpo!

O mínimo ideal é se movimentar por 15 minutos antes de se alimentar. É ainda melhor se você também aguarda outros 15 minutos antes de comer. Esta é *a caça e a espera* que você viu anteriormente no livro. Caçar indo até o mercado, voltar, e esperar um pouco!

Esses 15 minutos de movimento alteram toda a química de seu corpo. Não dar a ele nada de alimento durante 15 minutos depois de todas as forças que fez, realmente, gera mudanças positivas que você jamais poderia esperar. Verdadeiramente, se você for seguir apenas uma coisa deste livro, faça isso!

Não é apenas queimar calorias. O movimento ajuda seu corpo a absorver muito melhor o alimento que você lhe dá. O intervalo depois de se mover estimula hormônios, enzimas e todos os produtos químicos bons.

Movimentar-se depois das refeições não funciona. Só deixa sua digestão ruim, estraga a sensação agradável e feliz depois de uma boa refeição e, mais importante, não aumenta nenhuma das enzimas e hormônios que ajudam seu alimento a ser processado pelo corpo. Faça movimentos sempre antes, ou nem faça!

Então, antes de você comer de novo, **movimente-se um pouco mais**! Isso parece impraticável e faz você dizer "de jeito nenhum" em sua cabeça? Quinze minutos não é nada. São apenas 900 segundos de movimento. A leitura deste parágrafo já levou 20 segundos!

E então, antes da próxima refeição, adicione mais um pouco de movimento. Novecentos segundos, vamos lá! Finalmente, à noite, o mesmo. Lembre-se, até mesmo caminhar pela casa conta. Ame seu corpo. **Trate bem dele antes de comer.**

Se você está comendo três vezes por dia, vai fazer três sessões de movimento e espera. A forma mais prática de movimento é uma rápida caminhada. Não é preciso se preparar nem encontrar outras desculpas. Você só tem que se mexer!

Obviamente, você não tem que ir até a academia para cumprir esses curtos períodos. Isso seria loucura. Na verdade, eu não aconselharia qualquer coisa que a faça sentir como se estivesse malhando. Não é isso. Apenas um simples e não intenso movimento.

2 - Coma refeições

Em outras palavras, **não faça lanches**. Não há nenhuma vantagem em comer seis vezes ao dia. Você vai acabar no banheiro o dia todo, ver o dentista com mais frequência e ficar mais gorda! Quem se importa se comer três vezes por dia parece antiquado? Funciona.

Comer refeições é mais sociável, dá um sentimento de satisfação "alto" e faz com que o medidor de combustível de seu corpo trabalhe corretamente. Lanches não permitem que seu corpo mergulhe em suas próprias reservas de gordura para obter energia, e isso não é bom. Coma refeições. Já disse o suficiente!

3 - Prato com proteína

Não irei bombardeá-la com ciência novamente. Apenas lembre-se de que **metade de você é feita de proteína e assim deve ser seu prato**. Perdemos proteína todos os dias, e ela deve ser substituída pela proteína consumida em sua dieta. Seu corpo precisa de proteína mais do que qualquer outro alimento.

Devido a essa necessidade extrema, seu cérebro sempre procura por isso. E, uma vez que você dê a ele o suficiente, relaxe. Com isso quero dizer que a proteína *acalma* o apetite, mantendo-o baixo. Se você puder satisfazer seu apetite dessa maneira natural, vai ficar magra para sempre.

A maneira mais simples de fazer isso? Escolha uma fonte de proteína para cada refeição e encha metade de seu prato com ela. Faça isso direito e o resto, gradualmente, vai começar a se encaixar em seu devido lugar. É muito importante.

Não conte as calorias de sua proteína, ou até mesmo a quantidade de gordura dela. Cuidado com os carboidratos, especialmente os mais escondidos em inocentes molhos. Existem alternativas saudáveis. **Sua proteína deve ser proteína.**

4 - Coma um arco-íris

Um dia, este livro poderá parecer desatualizado em relação ao que os cientistas venham a descobrir. Mas uma coisa *nunca* vai mudar. E isso são as frutas e os legumes. Precisamos deles. Eles são segredos da natureza em poções coloridas.

Pode parecer simplista, mas consumir uma variedade de cores em sua dieta é uma das maneiras mais fáceis de obter uma variedade de nutrientes. Tenho certeza de que você pode literalmente encontrar e comer alguma coisa vermelha, laranja, amarela, verde, azul, anil e, sim, até mesmo violeta!

Tente comer mais vegetais que frutas, já que algumas frutas são ricas em açúcar. Sempre varie também as frutas, faça uma combinação bacana, e sempre as coma *com* as refeições (eu estou supondo que você não comerá legumes como um lanche!). **Coma um arco-íris de plantas.**

Sucos e vitaminas podem conter ingredientes naturais, mas estão combinados de uma forma que nenhum homem ou mulher das cavernas conseguiria juntar. Se quiser tomá-los de vez em quando, pense neles *como uma refeição*, ou tome junto *com* as refeições.

Comer frutas e legumes faz duas coisas acontecerem. Primeiro, você consegue nutrientes minúsculos que permitem que seu corpo trabalhe adequadamente, o que inclui a queima de gordura. Em segundo lugar, eles tornam menos provável a escolha de alimentos ruins.

5 - Musculação três vezes ao mês

Durante anos, por muito tempo, o treinamento com pesos foi visto como algo para os meninos. A verdade é que o mais importante para as meninas é puxar ferro. Isso constrói músculos, ossos, dá forma, força, firmeza, controla os carboidratos, e dá *confiança*.

É tão importante que eu acredito que, três vezes por mês, você deve encontrar uma maneira de visitar uma academia e fazer um treino longo, apenas com pesos. Por que uma academia? Você precisa de tudo no lugar para trabalhar duro, de forma segura, e ainda se divertir.

Se você está com medo de ir a uma academia por insegurança quanto a sua imagem, não desista da ideia facilmente. Encontre uma mais tranquila, ou qualquer lugar em que você possa se sentir confortável. **Esta é sua vida.** Não se esconda para sempre.

Conheça várias academias antes de escolher uma. Faça durante uma manhã, uma tarde ou noite. Treine como um cara que está desesperado para arrumar uma namorada! Se você precisar de ajuda, peça a alguém para lhe mostrar alguns exercícios algumas vezes.

Se você realmente não pode suportar a ideia de ir a uma academia, tente algumas aulas. Treinamento em circuito, pilates e ioga são ótimos se são intensos o suficiente. E se isso é muito, compre alguns halteres e faça alguma coisa em casa. É só fazer algo!

Ao treinar os músculos pelo menos três vezes por mês, você vai manter a sua massa muscular onde ela precisa estar e estimular a fabricação de diversas substâncias químicas boas. Todo mundo pode fazer isso. **Dedique um tempo a seus músculos três vezes por mês.** Isso vai permitir que você ouça UAUs a vida toda.

E isso não vai apenas melhorar seus músculos ou o nível de gordura corporal. O estímulo dos pesos é complexo, e envia ondas químicas para todo o seu corpo. Mesmo sua pele, cabelos e unhas vão melhorar. Estamos *todos* destinados a ser criaturas fortes!

6 - Sonhe em ser magra

Conseguir dormir bem é como fazer seu corpo e seu cérebro se cumprimentarem a cada noite! Eles dizem: "Bom trabalho, vamos fazer isso de novo amanhã". Dormir reinicia toda a sua química corporal e dá aos músculos e hormônios a chance de descansar.

E não é apenas passar um bom tempo na cama. A qualidade de seu sono, isto é, o quão *profundo* você dorme, tem um peso na quantidade de hormônio do crescimento que você produz. Essa é nossa principal substância, que praticamente faz tudo melhorar.

Quanto a simplesmente ser magra, o sono é importante porque estimula sua tireoide. Ela fabrica um hormônio que define a velocidade de seu metabolismo. E, simplesmente, a velocidade de seu metabolismo é a taxa de uso de energia de seu corpo (queima de calorias!).

E mesmo se você está pensando sobre as coisas externas, como sua pele, cabelos e unhas, vale a pena lembrar que, durante o sono, você recebe uma ida grátis ao salão! **Dormir, de alguma maneira, é não fazer nada, por isso, faça bem esse nada.**

7 - Coma carboidratos como um homem das cavernas

No início, eu disse que não quero que você fique obsessiva com rótulos nem conte calorias ou tenha medo de gordura. Nossos ancestrais das cavernas nunca fizeram isso. A questão é que nós realmente não vivemos mais nas cavernas.

Vivemos em um mundo *moderno*. Alguns aspectos disso são ótimos e outros não. Nossa agricultura produz muito e a *maior parte* é carboidrato. Tornou-se quase impossível impedi-los de invadir o espaço de nossas cavernas!

Mas seja inteligente. Nós temos o conhecimento necessário para vê-los se escondendo e à espreita onde menos esperamos. As proteínas e gorduras podem cuidar de si mesmas, e frutas e legumes não precisamos nem falar. Mas carboidratos são impertinentes, e você tem de ficar de olho neles!

Mesmo que você escolha carboidratos mais saudáveis, muitos dificultarão a perda e a manutenção do peso. Nossos genes são muito antigos para lidar com os produtos da agricultura moderna. E, se não respeitar seus genes, os carboidratos vão destruir seus jeans!

Então, de vez em quando, dê uma olhada na fonte de carboidratos em sua refeição. Nada mais, somente quantos gramas você está comendo em uma refeição. Não se preocupe em contar os carboidratos dos vegetais, mas **evite comer mais de 40 gramas de carboidratos por refeição**.

Isso é o suficiente para 99% dos humanos. Se você está grávida ou é atleta profissional (ou é uma atleta grávida e profissional!), pode precisar mais. Mas, para a maioria esmagadora, que é a maioria dos magros, 40 gramas por refeição são suficientes para o cérebro e os músculos serem felizes.

Eu não estou esperando que você olhe os rótulos o tempo todo. Como eu disse, de vez em quando, olhe. Se você está comendo 100 gramas de carboidratos por refeição, corte! Mas digamos que você esteja comendo 20 gramas e se sinta bem; não aumente. **Esses 40 gramas de carboidratos por refeição são um limite, não um objetivo!**

E, se você estiver no deserto, lembre-se de que o espaço ocupado por quatro iPhones ou Blackberrys representa a quantidade máxima de carboidratos que você quer comer. O principal é que os carboidratos nunca devem ocupar o espaço da proteína!

E lembre-se de que nós não precisamos de carboidratos. Precisamos de proteína. Nós precisamos de gordura. Nós precisamos de vitaminas, minerais e nutrientes. Precisamos de oxigênio. Precisamos de luz do dia. Precisamos ficar parados (dormir). Nós precisamos nos mover (mova-se!). **Mas nós não precisamos de carboidratos.**

Claro, você vai comer alguns. E, sim, eles são saborosos! Sem dúvida, a vida deve ser divertida. O negócio é equilibrar todas essas coisas. Encontre o equilíbrio. É extremamente pessoal, mas você pode encontrá-lo.

Se precisa perder alguns quilos para uma ocasião especial, verifique a qualidade dos carboidratos. Evite os velozes e furiosos. Deixe os carboidratos líquidos, os pobres em fibras e os alimentos com "ose" nos primeiros três lugares das listas de ingredientes. **Mantenha seus amigos por perto e os carboidratos ainda mais perto.**

A contagem regressiva

Aí estão. Sete coisas que vão cuidar de você, se você cuidar delas. Não são difíceis e, com um pouco de hábito, vão se mesclar em seus dias, meses e anos sem que você tenha que piscar um olho. Mas e todas as outras coisas do livro?

Bem, só porque você chegou ao final de um livro não significa que as técnicas estão feitas. Se você sente que precisa de um estímulo, e está pronta para isso, por que não tentar um mês de banho *emagrecedor*? Você faz as regras. Torne suas essas boas ideias. Trabalhe e se aproprie de tudo isso!

Se sua rotina não está satisfazendo você, certifique-se de que não esteja fazendo o que a maioria dos humanos faz: *alterações desajeitadas*. Também conhecida como "dieta ioiô", que nunca funciona. Então, qual é a solução, se mexer-se para trás e para a frente não é a solução?

Na minha experiência, para um sucesso de realmente tirar o fôlego, você precisa aprender uma habilidade esquecida. Precisa se tornar mestre em *ajustes*, a arte de fazer delicados e leves ajustes, e ainda ser capaz de perceber quando é necessário ir mais fundo e manter-se assim.

Não há nenhuma maneira fácil de terminar este livro. Pode dar a impressão de que eu segurei sua mão por muito tempo e, de repente, soltei. Eu tinha que fazer isso. Como eles nunca dizem nos filmes piegas, *não sou eu, é você*! O que *você* está esperando?

PARA CHEGAR AO UAU...

UAU 6 Nunca coma sem se movimentar primeiro.
UAU 5 Coma **três** refeições por dia e chute os lanches para longe!
UAU 4 Preencha metade de seu prato com uma fonte de proteína.
UAU 3 Coma uma mistura colorida de frutas e vegetais todos os dias, nas refeições.
UAU 2 Faça um treino pesado de musculação três vezes por mês.
UAU 1 Durma profundamente todas as noites e acorde quando quiser.
UAU! **Nunca coma mais de 40 gramas de carboidratos puros por refeição (quatro smartphones)!**

Quem falou isso?

Há momentos na vida em que ninguém acredita em você. E também haverá momentos em que você não acreditará nos outros. Talvez você *ainda* não acredite em mim. Bom! Isso quer dizer que, como todas as criaturas da Terra, você merece **provas**.

As provas nos salvam de situações constrangedoras, evitam que percamos tempo. Os cientistas chamam as provas de *evidência baseada no pensamento*.

Uma vez que você descobriu uma *evidência*, precisa decidir o que fazer com ela. **É pegar ou largar.** Se não fizer nada, vai terminar numa cidade fantasma chamada Lugar Nenhum. Esse é o lugar onde a maioria dos cientistas vive.

Os cientistas frequentemente esperam anos antes de decidir o que fazer com uma pesquisa. Cada conquista é vista como um pontinho em uma fotografia gigantesca feita de pontinhos. E, para ser justo, os *nerds* podem se dar ao luxo de relaxar. Afinal, os jalecos de laboratório são grandes o suficiente para esconder coxas de qualquer tamanho!

Para a maioria de nós, não há tempo para ser preguiçoso. Ao contrário, **é necessário juntar cada pontinho e construir o sentido de toda a fotografia, ainda que nem todos os pontos estejam ali**. A ciência chama isso de "trabalho de probabilidade". Eu chamo isso de "entendi tudo, vamos tentar!".

A verdade é que em tudo há um pouco de adivinhação. Por quê? Porque o fato é que *fatos não existem*. **Tudo o que possuímos são**

hipóteses. Quando temos hipóteses suficientes, nós as juntamos e chamamos de um "fato".

No futuro, alguns fatos deste livro podem ser substituídos por novos fatos. Talvez inventemos drogas e terapias que a façam escutar "UAU" somente tomando uma pílula. Até lá, temos de fazer o melhor do que sabemos.

Eu juntei algumas das coisas que sei que *funcionam* e as coloquei aqui. É um bom lugar para começar. Eu mudei o título dos artigos para que você saiba do que eles estão falando. Se você tem acesso à internet, está a um clique deles. Tudo o que listo aqui:

- está acessível em publicações científicas;
- foi publicado no século XXI (ou seja, depois de 2000);
- menciona pesquisas feitas em seres humanos (e isso não inclui macacos!);
- está disponível no site pubmed.gov (digite o PubMed ID para achar o estudo, em inglês).

Por que seu médico pode não ser um especialista em dieta.
American Journal of Clinical Nutrition, 2006
PubMed ID 16600952

Perder peso está relacionado com melhorar a qualidade de vida em geral.
Eating Behaviors, 2009
PubMed ID 19447349

Até mesmo a perda de menos de 5% de nosso peso melhora nosso bem-estar.
Health and Quality of Life Outcomes, 2006
PubMed ID 16846509

Confie em você, pois outros dizendo o que deve fazer acaba piorando a situação.
Social Science and Medicine, 2010
PubMed ID 19944507

O Índice de Massa Corporal não é útil para a maioria das pessoas.
International Journal of Obesity, 2008
PubMed ID 18283284

O Índice de Massa Corporal não é útil para detectar riscos de problemas cardíacos.
European Heart Journal, 2007
PubMed ID 17626030

O Índice de Massa Corporal é mentalmente muito duro ou muito suave para ajudar alguém.
Australian and New Zealand Journal of Psychiatry, 2009
PubMed ID 19530022

IMC, medidas e porcentagens de gordura podem ser todos ineficientes.
American Journal of Clinical Nutrition, 2009
PubMed ID 19116329

Dar ouvidos à mídia não é a melhor forma de decidir como você deve ser fisicamente.
Pediatrics, 2007
PubMed ID 17200254

Se você perder peso muito rápido, isso pode encolher órgãos, o que reduz seu metabolismo.
American Journal of Clinical Nutrition, 2009
PubMed ID 19710198

A bulimia atrapalha o modo como o corpo lida com a comida e acaba facilitando o ganho de peso.
Journal of the American Journal of Nutrition, 2005
PubMed ID 16093401

Para a maioria das pessoas com distúrbios alimentares, a questão não é apenas a magreza.
The International Journal of Eating Disorders, 2002
PubMed ID 12386908

As drogas não curam os distúrbios alimentares.
International Journal of Neuropsychopharmacology, 2012
PubMed ID 21439105

Se você tem um distúrbio alimentar, pedir ajuda é a melhor estratégia.
International Journal of Eating Disorders, 2004
PubMed ID 15101068

Pesar-se está associado com a perda de peso bem-sucedida.
Journal of the American Dietetic Association, 2011
PubMed ID 21185970

As balanças de seu médico e da academia provavelmente estão imprecisas.
Public Health Reports (Washington DC), 2005
PubMed ID 16134566

Pular o café da manhã pode até fazer as pessoas reclamarem, mas mesmo assim elas não comem exageradamente depois.
American Journal of Clinical Nutrition, 2011
PubMed ID 21084650

Pular o café da manhã não reduz a concentração.
Journal of Developmental and Behavioral Pediatrics, 2012
PubMed ID 22218013

Se você toma café da manhã como um rei, provavelmente vai continuar comendo como um no resto do dia.
Nutrition Journal, 2011
PubMed ID 21241465

Crianças acima do peso que pulam o café da manhã emagrecem, mas não as com peso normal.
International Journal of Obesity and Related Metabolic Disorders, 2003
PubMed ID 14513075

Algumas pessoas começaram a estudar o hábito de pular o café da manhã.
Trials, 2011
PubMed ID 21740575

O tecido adiposo marrom existe nos seres humanos, e quanto mais você tem, melhor.
PLoS One (*Public Library of Science*), 2011
PubMed ID 21390318

Um banho frio aumenta a queima de gorduras do corpo em 376%.
Journal of Applied Physiology, 2002
PubMed ID 12070189

O tecido adiposo marrom existe em adultos e ajuda a queimar gordura quando está frio.
The Journal of Clinical Investigation, 2012
PubMed ID 22269323

Café e chá verde combinados causam a perda de peso intensa e sustentável.
Obesity Reviews, 2011
PubMed ID 21366839

Sessões múltiplas de movimentos são melhores do que apenas uma sessão única e mais longa.
Journal of Applied Physiology, 2007
PubMed ID 17317872

Mova mais músculos ao mesmo tempo (corrida × ciclismo) e você queimará mais gordura.
Metabolism, 2003
PubMed ID 12800102

Movimentar-se é mais eficaz na perda de peso do que as dietas.
The Journal of Nutritional Biochemistry, 2003
PubMed ID 14505816

Mover-se rápido ou devagar não faz diferença na hora de diminuir a barriga.
American Journal of Clinical Nutrition, 2009
PubMed ID 19211823

Mover-se ajuda a manter a taxa metabólica mais alta.
Journal of the American Dietetic Association, 2001
PubMed ID 11678489

Se você caminhar ou correr, queimará calorias, mas correr a deixará com mais fome.
American Journal of Clinical Nutrition, 2004
PubMed ID 15531670

Seu corpo ficará mais magro se você ignorar os dias da semana.
International Journal of Obesity and Related Metabolic Disorders, 2004
PubMed ID 14647183

Para diminuir o apetite, uma primeira refeição com muita proteína ajuda seu cérebro a evitar acessos de comilança.
Obesity, 2011
PubMed ID 21546927

Comer seis vezes ao dia não a faz mais magra do que comer três vezes.
British Journal of Nutrition, 2011
PubMed ID 19943985

Lanches podem conter nutrientes, mas não são saudáveis no fim das contas.
Journal of the American Dietetic Association, 2011
PubMed ID 22117666

Pessoas gordas tendem a fazer mais lanches.
International Journal of Obesity, 2005
PubMed ID 15809664

Uma dieta à base de proteínas diminui a fome ainda quando a quantidade de comida não tem limite.
American Journal of Clinical Nutrition, 2008
PubMed ID 18469287

Se você priorizar o consumo de proteína de boa qualidade, provavelmente terá menos barriga.
Nutrition and Metabolism, 2012
PubMed ID 22284338

Proteína reduz apetite mais do que gordura e carboidratos, e nosso cérebro controla isso.
Current Opinion in Clinical Nutrition and Metabolic Care, 2009
PubMed ID 19057188

Onde há comida ocidental, há problema.
Journal of Obesity, 2012
PubMed ID 22235369

Você queimará menos gordura se consumir muito carboidrato.
American Journal of Clinical Nutrition, 2008
PubMed ID 18400703

A proporção de carboidratos em sua dieta influencia quanta gordura seu corpo produz.
The Proceedings of the Nutrition Society, 2002
PubMed 12133211

Para algumas pessoas, é apenas a quantidade de carboidratos que comem que define quão gordas serão.
Journal of the American Dietetic Association, 2007
PubMed ID 17904937

Refrigerantes significam que você está consumindo mais porcaria, mas ainda assim você pode ser magra.
Journal of Nutrition, 2012
PubMed ID 22223568

Para a maior parte das pessoas, carboidratos líquidos fazem com que acabem consumindo muito carboidrato.
American Journal of Clinical Nutrition, 2012
PubMed ID 22258267

Comida sólida controla a fome mais do que as leves com as mesmas calorias.
Journal of the American Dietetic Association, 2008
PubMed ID 18589034

A densidade de uma comida está relacionada ao bem-estar depois de comê-la.
Journal of Nutrition, 2009
PubMed ID 19176745

Altos níveis de frutose farão sua barriga sobressair, ainda que você seja jovem.
Journal of Nutrition, 2012
PubMed ID 22190023

Adicionar frutose à comida pode fazer com que a coisa vá de mal a pior.
Proceedings of the National Academy of Sciences of the USA, 2012
PubMed ID 22315413

Tomar ou comer algo com frutose antes de caminhar reduz a queima de gordura.
European Journal of Applied Physiology, 2011
PubMed ID 22081046

A gordura foi finalmente libertada, após um crime que nunca cometeu.
Cochrane Database of Systematic Reviews, 2008
PubMed ID 18646093

Pessoas com dietas com baixo consumo de carboidratos obtêm melhores resultados do que as que têm dietas com bastante carboidrato.
Annals of Internal Medicine, 2004
PubMed ID 15148064

Se você é jovem e gordo, consumir ômega-3 pode ajudá-lo a perder peso.
Archives of Medical Research, 2011
PubMed ID 22136960

Seis semanas tomando óleo de peixe faz com que você perca um quilo de gordura e ganhe um de músculo.
Journal of the International Society of Sports Nutrition, 2010
PubMed ID 20932294

Comer carboidratos antes de fazer exercício impede a queima de gordura e desliga os genes do homem da caverna.
American Journal of Physiology, Endocrinology, and Metabolism, 2005
PubMed ID 16030063

Intervalos entre movimentar-se e comer podem aumentar a queima de gordura.
Nutrition, 2004
PubMed ID 15212756

Fazer musculação ajuda a manter a massa muscular ainda que você esteja de dieta.
Obesity, 2009
PubMed ID 19247271

Mais massa muscular significa maior consumo de calorias.
Obesity Reviews, 2002
PubMed ID 12120418

Treino com pesos melhora a atuação da insulina, inclusive em pessoas mais velhas.
Journal of the American Geriatrics Society, 2001
PubMed ID 11300234

Treinos com pesos são seguros e indicados para crianças e adolescentes.
Journal of the American Academy of Orthopaedic Surgeons, 2001
PubMed ID 11174161

Puxar peso impede que a gordura afete excessivamente seu corpo.
Diabetes, 2004
PubMed ID 14747278

Musculação combinada com algum movimento de impacto fortalece os ossos das mulheres.
Journal of Bone and Mineral Metabolism, 2010
PubMed ID 20013013

Encher bexigas não é só para as festas: ajuda a manter a postura e a definir o abdômen.
North American Journal of Sports Physical Therapy, 2010
PubMed ID 21589673

O estresse faz com que você coma besteiras e aumenta a barriga.
Psychoneuroendocrinology, 2011
PubMed ID 21906885

Envolver seus órgãos com gordura visceral pode ser perigoso para a saúde.
Circulation, 2007
PubMed ID 17576866

A gordura visceral provoca níveis mais elevados de inflamação que a gordura sob a pele.
Internal Medicine, 2011
PubMed ID 22082888

Se você é gordo e tem inflamações, o ômega-3 o ajudará.
British Journal of Nutrition, 2011
PubMed ID 22133051

A gordura corporal está vinculada a problemas como artrite e doenças do coração.
Autoimmunity Reviews, 2011
PubMed ID 21539940

A maioria dos carboidratos nos deixa com vontade de comê-los mais e mais.
Current Neuropharmacology, 2011
PubMed ID 22131945

Junk food é realmente viciante.
Current Drug Abuse Reviews, 2011
PubMed ID 21999689

Estresse constante vai fazer você começar a desejar o pior tipo de comida.
Journal of Sleep Research, 2010
PubMed ID 20545838

Se você quer um impulso do hormônio do crescimento, não beba álcool.
Neuro Endocrinology Letters, 2007
PubMed ID 17435673

Se você dormir menos do que o normal, vai comer mais e, provavelmente, se movimentar menos.
American Journal of Clinical Nutrition, 2011
PubMed ID 21715510

Mesmo se você for saudável, uma noite de sono ruim estraga a forma como seu corpo processa os alimentos.
Journal of Clinical Endocrinology and Metabolism, 2010
PubMed ID 20371664

A falta de sono aumenta o apetite e faz o alimento menos satisfatório.
Annals of the New York Academy of Sciences, 2008
PubMed ID 18591489

Se você está se movendo menos hoje, pode ser que tenha dormido menos na noite passada.
American Journal of Clinical Nutrition, 2011
PubMed ID 21471283

Não coma muito perto da hora de dormir, ou você vai confundir seus hormônios.
Molecular and Cellular Endocrinology, 2012
PubMed ID 21939733

Se você não dorme bem, sua pele é prejudicada.
Brain, Behavior and Immunity, 2009
PubMed ID 19523511

Se você é jovem e não dorme muito, comerá mais, se movimentará menos e ficará gordo.
International Journal of Obesity, 2011
PubMed ID 21792170

Lanches tornam-se mais comuns do que as refeições para quem não dorme muito.
American Journal of Clinical Nutrition, 2009
PubMed ID 19056602

Tomar água durante as refeições pode ajudar a controlar o apetite.
Nutrition Reviews, 2010
PubMed ID 20796216

Adoçantes artificiais podem não ser inocentes em termos de perda de gordura.
The Yale Journal of Biology and Medicine, 2010
PubMed ID 20589192

Se você não se hidrata bem, pode não estimular seu hormônio do crescimento.
European Journal of Endocrinology, 2001
PubMed ID 11581003

Os seres humanos sabem como tomar água suficiente.
Sports Medicine, 2007
PubMed ID 17465636

Se você mantiver a quantidade de açúcar em seu sangue alta o tempo todo, terá uma pele mais velha.
Age, 2011
PubMed ID 22102339

Drenagem linfática nas coxas reduz a celulite.
Journal of the European Academy of Dermatology and Venereology, 2010
PubMed ID 19627407

Ao balançar a pele com uma onda acústica, você impulsiona colágeno e reduz a celulite.
Aesthetic Surgery Journal, 2008
PubMed ID 19083577

O chá verde reduz o apetite e aumenta a utilização de gordura de corpo como um combustível.
The Journal of Nutritional Biochemistry, 2011
PubMed ID 21115335

O chá verde faz você perder mais gordura da barriga quando está se movimentando.
The Journal of Nutrition, 2009
PubMed ID 19074207

Não acredite no marketing, nem todos os rótulos de alimentos estão lá para ajudá-la.
Nutrition Reviews, 2010
PubMed ID 20883420

Alimentos orgânicos não significam magreza.
International Journal of Food Sciences and Nutrition, 2003
PubMed ID 12907407

Um alimento orgânico pode não ser seguro.
Critical Reviews in Food Science and Nutrition, 2006
PubMed ID 16403682

Lojas usam marketing que a faz engordar.
Annual Review of Public Health, 2011
PubMed ID 21219166

Variar frutas e legumes é saudável e pode ajudar a prevenir câncer.
Nutrition and Cancer, 2004
PubMed ID 15231448

Misturar os vegetais pode ajudar a prevenir doenças cardíacas.
Annals of Internal Medicine, 2001
PubMed ID 11412050

Alto consumo de vegetais e frutas está relacionado à perda de muito peso.
Nutrition Research, 2008
PubMed ID 19083413

Se você escolher uma porção grande, terá um bumbum grande.
American Journal of Clinical Nutrition, 2002
PubMed ID 12450884

Mesmo chefs admitem que o tamanho da porção afeta seu amor pela comida.
Obesity, 2007
PubMed ID 17712127

Mesmo se você acredita em calorias, alimentos e restaurantes podem ser extremamente imprecisos.
Journal of the American Dietetic Association, 2011
PubMed ID 20102837

Dietas que se concentram apenas em baixas calorias podem aumentar o cortisol, substância inflamatória.
Psychosomatic Medicine, 2010
PubMed ID 20368473

Calorias não são sempre o que dizem, então por que se preocupar?
Journal of the International Society of Sports Nutrition, 2004
PubMed ID 18500946

O primeiro capítulo

Sim, você conseguiu, cruzou a linha do "terminei!". Muito bem! E, agora que já terminou, é hora de começar! Todo o conhecimento do mundo não é nada se você o deixa lá em seu cérebro.

Pode ser que, em alguns momentos, tenha custado muito entender o que você leu. **Não se martirize.** É muito importante ter amor próprio! Faça isso para mim: feche seus olhos e imagine que você está cuidando do filho de alguém.

A criança está andando. Opa, caiu. Você está gritando com ela? Duvido. Opa, caiu de novo. Ainda assim não está gritando? Claro que não! Você aceita que leva tempo para uma criança aprender a andar. E leva tempo para que você possa lidar com novas técnicas também. E, uma vez que consiga, estará com elas por toda a vida. Portanto, fique tranquila.

Escute o que eu tenho a dizer, escute novas ideias, mas também escute a si mesma. Torne-se uma especialista. **Todos podem, ao menos, tornar-se especialista em si mesmos.** Uma vez feito isso, você estará a um passo de ter algo que lhe dará a melhor personalidade.

Confiança. É uma palavra que escutamos muito, mas algumas palavras nunca funcionam apenas no papel, e essa é uma delas. Porque a confiança é um sentimento – e que *sentimento*! Com ela, você tem o poder de fazer qualquer coisa.

Conforme o mundo vai ficando maior e às vezes amedrontador, você precisa de algo para sentir-se forte. Esse algo é a confiança. E uma grande parte disso vem da forma como você se vê.

Este não é apenas um livro de dieta, mas um livro para desenvolver a autoconfiança. Nunca subestime o poder dela. Encontre-a, mantenha-a e, acima de tudo, use-a para ter uma vida fantástica. Obrigado por compartilhar esta jornada. Vejo você no topo!

A felicidade em seis semanas

Você ainda está *aí*? Não está *lá fora* fazendo algo? Por que não? Levante, corra, grite, faça alguma coisa! Ok, estou brincando. Se você é como eu, necessitará de um empurrão final, na direção correta.

Este livro nunca teve a intenção de amedrontá-la (nem mesmo a parte do banho frio), mas, sim, que você se torne poderosa (inclusive a parte do banho frio). Este livro, ficar mais saudável, usar jeans mais apertados e até mesmo sua vida têm a ver com *alegria*.

Isso significa que você deve aproveitar muito do que eu escrevi aqui e brincar com isso. Aproxime-se de seu plano com confiança e bom humor e *nunca*, **nunca**, se martirize por ter tido uma semana ruim. Cinquenta e duas semanas seguidas se tornam um ano ruim, mas apenas uma semana é um lapso. Os planos podem dar errado se há muita pressão para que funcionem. Até mesmo a mãe natureza não é perfeita. Você já viu um ornitorrinco? (Procure no Google.)

Se você fez um progresso durante a semana, já está em vantagem em relação a aqueles sentados no sofá. E nunca esqueça talvez a coisa mais importante sobre qualquer plano: *você* é quem está no comando! Isso significa que *você* é a chefe. ***Você*** é poderosa. Faça escolhas boas todos os dias e faça seu corpo ficar no topo do ranking.

Ok, aqui vai a sequência de um **dia**:

Ao acordar:	Tome um copo de água grande. Encha a banheira (ou ligue o chuveiro). Prepare café preto (ou cápsulas de cafeína).

Entre no banheiro: Verifique se a água não está muito fria.
Coloque o *timer* para funcionar e entre no banho!
Quando acabar, saia e vista-se!

Beba seu café: Deixe o café atuar em você.

Hora da caça: Movimente-se de forma divertida!
Não ligue para a velocidade, apenas mova-se.
Se não cumprir a meta, sem problemas, é apenas um dia.

Espere: Termine de se movimentar e conte o tempo.
Espere ao menos 60 minutos para comer algo.
Quando estiver confiante, faça um intervalo de 180 minutos.

Café da manhã: Finalmente, hora da primeira refeição (será na hora do almoço para muitos)!
Procure uma boa fonte de proteínas para dominar seu prato.
Se você gosta de fruta, coma alguma depois da refeição.

Cace de novo: Antes da segunda refeição, movimente-se (não vai demorar muito).
Lembre-se: movimento é movimento, encontre uma forma.

Espere de novo: Faça um intervalo de 15 a 30 minutos antes de comer.

Segunda refeição:	Será três ou quatro horas após o "café da manhã". Mantenha a proteína e tome chá verde se puder.
Caça noturna:	Antes de sua última refeição tradicional, movimente-se um pouco mais. Procure uma forma divertida de se movimentar (se estiver entediada!).
Espere (mais uma vez):	Fazer um intervalo de pelo menos 15 minutos antes do último **pem** é essencial.
Última refeição:	Também será três ou quatro horas depois de sua segunda refeição. Tente evitar frutas nessa refeição, se possível. Mantenha as restrições aos carboidratos (fará com que amanhã seja mais fácil).
Dormir:	Tenha um bom sono. Certifique-se de que sua refeição final não seja perto da hora de dormir.

Todos somos diferentes, mesmo os gêmeos idênticos. Então, em vez de ser totalmente rígida em relação a como fazer as coisas, aqui temos alguns **pensamentos-chave** para ajudá-la a se concentrar no que é importante nas seis semanas.

Esses pensamentos-chave não são aleatórios, a propósito. São inteiramente lógicos. Ao construir *cada* pensamento, eles vão gradualmente se sobrepor uns aos outros até chegar a um ponto em que cada mudança fundamental está sendo feita de *uma só vez.* Dessa forma, tem-se a sensação de que o estamos fazendo sem esforço.

Pensamento-chave da semana 1: comece a viver de você

Sua primeira semana vai ser uma *transição*. Se você está lendo este livro, é provável que esteja frustrada e tenha desejo de mudar. Lembre-se dessas duas coisas muitas vezes, porque esta semana é uma das mais difíceis.

A coisa mais importante durante essa primeira semana é iniciar o momento de deixar de viver constantemente de alimentos para viver de *você*. A melhor maneira de fazer isso é se mover de manhã. Se você não pode enfrentar os banhos, pelo menos faça exercício de manhã.

Pensamento-chave da semana 2: mantenha a proteína alta e ame os intervalos

A segunda semana de qualquer plano pode ser difícil. O impulso de motivação dos primeiros dias já começa a diminuir, e agora você depara com a dura realidade do esforço intenso. De fato, *não* precisa ser um trabalho árduo. Pode ser fácil.

Controlar seu apetite vai ser fundamental nesta fase. Encher metade do prato de cada refeição com proteína deve ser uma prioridade absoluta. Isso permitirá que você faça maiores intervalos entre as refeições e a ajudará a continuar com as mudanças da primeira semana.

Pensamento-chave da semana 3: pare de reclamar dos limites de carboidratos

Ok, agora está ficando difícil! Neste momento, você idealmente já terá um padrão regular de manhã: acordar e movimentar-se (de preferência depois de tomar um banho emagrecedor).

Carboidratos são o teste de cada dieta, então é hora de começar a dar a eles a devida atenção.

Gaste algum tempo nesta semana lendo os rótulos. Sim, é chato! E, sim, é importante. Fique abaixo desses limites de carboidratos e, até o final da terceira semana, sua vontade de comer e sua fisiologia inteira terão começado a mudar para sempre.

Pensamento-chave da semana 4: não perca o que você tem

A maioria das pessoas que tenta usar livros "dietéticos" concentra-se apenas nos alimentos e depois passa algum tempo com o que é tradicionalmente conhecido como "trabalho aeróbico". (Ainda não vou mencionar a palavra que começa com "e").

Cerca de quatro semanas após o início, a perda de massa muscular começa a acontecer. Isso deve ser evitado.

Seus músculos são os fornos amigáveis que queimam energia durante todo o dia. Manter os fornos em dia demanda aulas de musculação ou uma aula que realmente desafie seus músculos. Seu metabolismo depende de você para fazer isso.

Pensamento-chave da semana 5: seja precisa

Se você já não tiver feito isso (ou talvez tenha esquecido), há muitas coisas dentro dos alimentos que tornam o progresso mais difícil. O excesso de açúcares adicionados, certos tipos de gordura e truques de marketing desempenhados por lojas podem ser um campo minado.

Neste ponto, você está se movimentando de manhã, controlando o apetite, fazendo intervalos e preservando seus músculos. Elimine os pequenos monstrinhos, tais como os alimentos com

"ose" no rótulo e gorduras hidrogenadas, e seja especialmente cautelosa com alimentos vendidos como "saudáveis".

Pensamento-chave da semana 6: mantenha seu olho no prêmio

Conforme nos aproximamos de uma linha de chegada, se é uma curva da estrada ou, literalmente, uma faixa de chegada numa pista de corrida, tendemos a relaxar. Quando se trata de saúde, isso não é o ideal. Seis semanas são o começo, não o destino final.

Comece a planejar como você pode levar estas novas mudanças para a frente, em vez de começar a planejar o que você vai fazer "quando terminar". Adapte-as, conforme necessário, de modo que continuem depois das seis semanas, e introduza-as em seu dia a dia de modo que você dificilmente note.

Pensamento-chave da semana 7: para toda a vida

Bem, isso é com você! Sério, nesse momento seu corpo terá mudado drasticamente, mesmo que você não tenha visto todas as mudanças que imaginou. Posso **assegurar**: coisas boas estão acontecendo lá dentro.

Se você ainda se sente como se estivesse em um plano neste momento, algo está acontecendo. Prepare seu martelo e cinzel e modele o que você aprendeu até agora para adaptar a sua vida.

Boa saúde não é apenas um conceito de curto prazo. Faça-a funcionar de forma permanente. Para as seis semanas, pode ser bom seguir orientações, e, apenas no caso de você esquecer quem é, eu coloquei um lembrete abaixo. Como eu disse antes, tente não cortar e mudar os níveis (só se você realmente precisa).

Guia específico para Onda, Fogueira e Terremoto

Banho emagrecedor

(*nunca* tome banho com água que esteja com menos de 15 ºC)

Onda Fique em pé por dois minutos.
Sente-se por oito minutos.

Fogueira Fique em pé por dois minutos.
Sente-se por três minutos.
Deite-se por cinco minutos.

Terremoto Fique em pé por dois minutos.
Sente-se por três minutos.
Deite-se por dez minutos.

Caçar e esperar

(escolha e faça qualquer tipo de movimento de que você goste e espere depois!)

Onda pem 1: 30 minutos depois de acordar
(espere 60 a 180 minutos antes da refeição)
pem 2:15 minutos antes da segunda refeição
(espere 15 minutos antes de comer)
pem 3:15 minutos antes da terceira refeição
(espere 15 minutos antes de comer)

Fogueira pem 1: 45 minutos depois de acordar
(espere 60 a 180 minutos antes da refeição)
pem 2:15 minutos antes da segunda refeição
(espere 30 minutos antes de comer)
pem 3:15 minutos antes da terceira refeição
(espere 15 minutos antes de comer)

Terremoto	pem 1: 45 minutos depois de acordar (espere 60 a 180 minutos antes da refeição) pem 2: 30 minutos antes da segunda refeição (espere 30 minutos antes de comer) pem 3: 15 minutos antes da terceira refeição (espere 15 minutos antes de comer)

Carboidratos

(limites, não objetivo!)

Onda: 120 gramas por dia (40 gramas por refeição)
Fogueira: 90 gramas por dia (30 gramas por refeição)
Terremoto: 60 gramas por dia (20 gramas por refeição)

Frutas

(evite as secas!)

Onda: no máximo três porções por dia (uma por refeição)
Fogueira: no máximo duas porções por dia (evite na última refeição)
Terremoto: uma porção por dia (coma na primeira refeição)

Conheça o autor

Venice A. Fulton estudou para ser um cientista do esporte, um tema estranho que nos ensina a fazer o corpo funcionar da melhor forma. Jaleco, agulhas, suor, sangue e lágrimas frequentes eram seus companheiros de trabalho, fazendo de Venice esse *nerd* que vemos hoje.

Usando uma mistura atrevida de psicologia, ciência e bom (?) senso, Venice tem ajudado a muitos seres humanos e alguns seletos animais de estimação a emagrecer rápido. A maioria tem gostado de trabalhar com Venice, embora um cão tenha latido quando ficou sabendo dos banhos frios.

Ex-colaborador da revista *Celebrity Bodies* (existe de verdade), Venice sabe tudo sobre a importância da velocidade no processo de transformação. Na verdade, *Seis semanas para UAU* foi escrito durante uma viagem de elevador.

Venice está fugindo das maiores indústrias de alimentos do mundo, tendo sido acusado de assassinato de cereais. Elas querem que seu capítulo sobre o café da manhã seja excluído da imaginação pública. Venice se esconde em Londres, Inglaterra. Não conte a elas.

Agradecimentos

Obrigado a Robert Noyce e Jack Kilby, inventores do microchip, que fizeram nosso mundo moderno possível. Obrigado a Bill Gates que "cozinhou" esses chips e preparou uma "refeição". Obrigado a Tim Berners-Lee, que usou os pratos de Bill para nos servir a internet. E agradeço a Steve Jobs que fez tudo o que é digital ter um sabor *descolado*.

Agradeço a Jeff Bezos, fundador da Amazon, e a J. K. Rowling, criadora do Harry Potter, que têm mantido os livros em nosso coração e, mais importante, em nossas mãos.

Obrigado a Marshall Brain, com esse nome soberbo, fundador do *How Stuff Works* [Como as coisas funcionam], que me encorajou e salientou minha crença em criar propriedade intelectual.

Obrigado a Mark Twain. Você é a pessoa morta mais inspiradora que eu conheço. Perdão por não usar sua citação sobre livros de saúde. Guardem um lugar para mim no cantinho dos malvados.

Obrigado a C. J. Allan, do site *CJ's Easy As Pie*. Quando eu estava atolado na lama tecnicamente, você veio com uma 4 × 4 mental e me desatolou. Muito respeito por você.

Agradeço a Michael Colgan, ph.D. do Colgan Institute. Suas ideias sobre nutrição são fantásticas. Se eu roubei algumas de suas afirmações sábias, roubei do melhor.

Agradeço a Anna Freedman, uma estranha que apareceu na mesma mesa que eu, numa biblioteca, e também estava escrevendo um livro sobre dieta. Mal posso esperar para ver!

Obrigado a Duncan Meadows, cujo aviso monotônico "faça isso logo" sempre aparecia como um pica-pau chato em meus ouvidos.

Agradeço a Sab Sayed, cujo "vamos ver" me deu vontade de fazer exatamente isso. Obrigado a Tony Nath, cujo constante "você já terminou?" pode ser respondido: já!

Obrigado à instituição, à equipe e a outros usuários da biblioteca Church End, em Finchley, Londres, onde este livro foi idealizado, escrito, e pode até mesmo ser lido. Uma biblioteca é uma casa de ideias, e vocês fizeram uma casa muito acolhedora.

Agradeço a meu sobrinho de 12 anos de idade, Cameron, que se ofereceu para divulgar este livro a cada menina que ele conhece. Eu espero que você conheça alguns milhões de jovens.

Obrigado a Rob Skinner, cuja rebelde e filosófica maneira de ser ajudou no tom insolente de partes deste livro. Se eu ficar em apuros, a culpa será sua!

Obrigado a Mark Woollard, cujas perguntas inteligentes me mantiveram na ponta dos pés como um suricato. Obrigado a Jenny Woollard, cujo inteligente e gentil lembrete de por que eu estava escrevendo ecoou em minha mente. Agradeço a ambos por fazerem uma certa Bella. E, finalmente, agradeço o restante de minha família, que aparentemente me atura desde que eu nasci.

A melhor forma de prever o futuro é inventá-lo.

Biscoito da sorte (rico em carboidratos)

1ª SEMANA UAU – ANOTAÇÕES

2ª SEMANA UAU – ANOTAÇÕES

3ª SEMANA UAU – ANOTAÇÕES

4ª SEMANA UAU – ANOTAÇÕES

5ª SEMANA UAU – ANOTAÇÕES

6ª SEMANA UAU – ANOTAÇÕES

Este livro foi composto em Goudy Old Style
para a Editora Planeta do Brasil
em fevereiro de 2013